Rossaint · Lechner · van Assche
Das cranio-sakrale System

Medizin und ganzheitliche Zahnheilkunde

Herausgegeben von Alexander Rossaint

Das cranio-sakrale System

von

Alexander Rossaint,
Johann Lechner,
Raphael van Assche

2., erweiterte und vollständig überarbeitete Auflage

Hüthig Verlag Heidelberg

Dr. Alexander Rossaint,
Von-Coels-Straße 370,
52080 Aachen

Dr. Johann Lechner,
Grünwalder Straße 10 a,
81547 München

Raphael van Assche,
Sieveringer Straße 126/4,
A-1190 Wien

Die Deutsche Bibliothek – CIP-Einheitsaufnahme

Das cranio-sakrale System / von Alexander Rossaint, Johann Lechner und Raphael van Assche. – 2., erw. und vollst. überarb. Aufl. – Heidelberg: Hüthig, 1996
   (Medizin und ganzheitliche Zahnheilkunde)
   ISBN 3-7785-2521-2
NE: Rossaint, Alexander L.; Lechner, Johann; Assche, Raphael von

Bei Vervielfältigungen für gewerbliche Zwecke ist gemäß § 54 UrhG eine Vergütung an den Verlag zu zahlen, deren Höhe mit dem Verlag zu vereinbaren ist.

© 1996 Hüthig GmbH, Heidelberg
Printed in Germany
Satz: Lichtsatz Michael Glaese GmbH, 69502 Hemsbach
Druck: KOELBLIN Druck + Verlag, 76530 Baden-Baden
Buchbinderische Verarbeitung: Kränkl, 64646 Heppenheim

Vorwort des Herausgebers

Zufall ist nur der Name für ein noch unbekanntes Gesetz. Anders ausgedrückt: Wenn uns etwas zufällt, dann immer per Gesetz. An diese Gedanken müssen wir uns in einem vom naturwissenschaftlichen Denken geprägten Zeitalter erst wieder gewöhnen. Dennoch existiert diese Gesetzmäßigkeit, ob wir daran glauben oder nicht, die als Netz unsere Existenz umspannt und sinnvoll zusammenhält. C. G. Jung spricht von Synchronizität, wenn diese Gesetzmäßigkeit dem Einzelnen die geheimnisvollen innerpsychischen Zusammenhänge des TAO der chinesischen Philosophie offenbart.
Wie die Physiker die alles miteinander verbindende Netzstruktur des Universums, d. h. des Makrokosmos, entdeckt haben, so haben die Anatomen dieses Maschenwerk im Mikrokosmos Mensch in der Grundsubstanz beschrieben. Wir ganzheitlich orientierten Praktiker arbeiten mit dem schon seit Jahrtausenden aus der Akupunktur bekannten funktionellen Netz und der funktionellen Einheit des menschlichen Körpers, um hinter die Gesetzmäßigkeit des „Zufalls" Krankheit mit seinen Symptomen zu kommen.
In diesem Sinne freue ich mich, daß dieses Vorhaben, die hinter dem Symptom Krankheit steckenden Zusammenhänge sichtbar zu machen, durch die Buchreihe *Medizin und Ganzheitliche Zahnheilkunde*, unterstützt wird. Hier stellen die Autoren die interdisziplinäre Zusammenarbeit − man könnte sie auch ein Therapeutennetzwerk nennen − mit der eigentlich untrennbaren Einheit von Körper, Seele und Geist des Menschen in den Mittelpunkt der Betrachtung. Dabei wächst mit dem Wissen um die Hintergründe die Verantwortung genauso wie die Gefahr, dieses Wissen zur eigenen Aufwertung zu mißbrauchen.
Mögen die gesetzmäßigen Inhalte mit den entsprechenden Formen zur Heilung (Ganzwerdung) aller Patienten gebraucht werden.

Aachen, im April 1991 *Der Herausgeber*

Vorwort

Mit diesem Band wird zum erstenmal ein Thema etwas ausführlicher veröffentlicht, das bisher in der Medizin und Zahnmedizin in Deutschland viel zu wenig berücksichtigt wurde, dessen Wert aber für den Patienten als Individuum weitaus höher ist als man es sich zur Zeit vorstellen kann.

Die cranio-sakrale Therapie und die Physioenergetik erfüllen die im allgemeinen Vorwort geäußerten Gedanken in besonderem Maße mit Leben. In keiner anderen Disziplin ist die Vernetzung und der Hautkontakt zwischen Patient und Arzt inniger als bei der cranio-sakralen Therapie bzw. „handgreiflicher" als bei der Physioenergetik.

Wer sich hier als Therapeut nicht in die Vernetzung miteinbezieht, hat keine Aussicht auf Erfolg und kann somit den Patienten letztlich auch nicht wirklich heilen.

Dabei gehen sowohl Diagnose als auch Therapie zum Teil in so subtile Energiebereiche, daß man als Therapeut nur weiterkommt, wenn man dem, *was* man erfühlt mit seinen Händen und vor allem dem, *womit* man fühlt, den Händen, mehr vertraut als dem am Gefühlten zweifelnden Verstand. Dann tut sich eine medizinische Welt auf, die man bis dato für unmöglich gehalten hat.

Trauen Sie sich also, und vor allem vertrauen Sie Ihren Händen. Gepaart mit dem nötigen Wissen arbeiten Sie damit zum Wohle Ihrer Patienten und zu Ihrem eigenen Wohl.

Mit *A. Rossaint, R. van Assche* und *H. Lechner* haben wir drei Autoren, die in der Lage sind, die schwierigen Themen dieses Buches praxisnah zu vermitteln, da sie täglich in ihrer Praxis mit diesen beiden holistischen Diagnose- und Therapiesystemen umgehen.

Aachen, im Oktober 1991

Alexander Rossaint
Johann Lechner
Raphael van Assche

Vorwort zur 2. Auflage

Fünf Jahre sind seit dem Erscheinen der ersten Auflage vergangen. Es ist ein schönes Gefühl, mitzuerleben, wie in dieser kurzen Zeit ein bis dato relativ unbekanntes Teilgebiet der Medizin, nämlich das CSS, das eine holistische Diagnose und Therapie erlaubt, sich auch in breiteren Kreisen steigender Beliebtheit erfreut.
Das zeigt, daß der Paradigmenwechsel und damit die ganzheitliche Betrachtungsweise in der Medizin (aber auch im übrigen Leben) nicht mehr wegzudenken, ja sogar unverzichtbar ist.
Gerade die neuen Aspekte der Orthocranialen Prothetik, wie *Lechner* sie in dieser Auflage erstmals im deutschen Sprachraum beschreibt, bestechen durch die logische Fortführung der Prinzipien der cranialen Osteopathie in die Mechanik hinein und versetzen den Zahnarzt in die Lage, wieder einmal die lokalen Gegebenheiten des mastikatorischen Systems in einem größeren Zusammenhang zu sehen. Daß gerade die Flügelfortsätze des Keilbeins dabei zum Dreh- und Angelpunkt werden, kann im analogen Sinne als treffliches Symbol gewertet werden, gilt doch das Keilbein im CSS nicht nur als *der* zentrale Knochen der Schädelatmung, sondern auch auf Grund seiner Form analog als Mittler zu anderen Welten.
Während der Grundlagenartikel von *Rossaint* in ursprünglicher Form bestehen blieb, hat *v. Assche* besonders die praktische Umsetzung der Erkenntnisse der CST mittels Physioenergetik detaillierter dargestellt und will so jedem Therapeuten mehr Anreiz bieten, sich intensiver damit zu beschäftigen.

Aachen, im August 1996

Alexander Rossaint
Johann Lechner
Raphael v. Assche

Inhaltsverzeichnis

Vorwort des Herausgebers V

Vorwort VII

1	**Das cranio-sakrale System (CSS) und die cranio-sakrale Therapie (CST)** *(Alexander Rossaint)*	1
1.1	Anatomische Grundlagen	1
1.2	Der cranio-sakrale Rhythmus (CSR)	1
1.3	Die Bedeutung der Schädelsuturen	2
1.4	Die beiden Bewegungsphasen des CSS: Flexion und Extension ..	3
1.5	Die Rolle der Meningen	5
1.5.1	Die Dura im Wirbelkanal	6
1.5.2	Diagnose und Therapie der Dural-membranen	7
1.6	Die Cerebrospinalflüssigkeit	8
1.7	Die Körperfascie und ihre Bedeutung	8
1.8	Die Palpation und ihre Handhabung	8
1.9	Examinationstechniken des Schädels	9
1.9.1	Examinationsmethode des Schädels nach *Upledger*	9
1.9.2	Klassische Methode	9
1.10	Direkte und indirekte Behandlungstechniken	10
1.11	Die venöse Sinustechnik	11
1.12	Die Stillpunktinduktion	12
1.13	Die CV 4-Technik	13
1.14	Die Schädelbasisbehandlung und die Hinterhauptskondylen ..	13
1.15	Funktion und Dysfunktion der ossa temporalia	14
1.15.1	Physiologische Bewegungen	15
1.15.2	Dysfunktionen	15
1.15.3	Diagnose und Therapie	15
1.15.4	Die Mandibula-TMG-Traktions-Technik	16
1.16	Die Sphenoid-Kompression und -Dekompression	18
1.16.1	Dekompression	18
1.16.2	Kompression	19

1.17	Die Läsionen des Sphenoids	19
1.18	Das Temporo-mandibuläre Gelenk (TMG)	19
1.18.1	Diagnose und Therapie	20
1.19	Chronische Flexions- und Extensionsprobleme	21
1.20	Behandlungstechniken für die Suturen (und Membranen)	21
1.20.1	Anhebung des os frontale (Frontal-Lift) mit Traktion	22
1.20.2	Anhebung des os parietale (Parietal-Lift)	22
1.20.3	Die V-Spreiz-Technik oder das Dirigieren von Energie	23
1.21	10-Stufen-Protokoll nach *Upledger*	24
1.22	Schluß	25
1.23	Literatur	25

2 Cranio-sakrale Therapie und Physioenergetik *(Raphael van Assche)* ... 27

2.1	Vorbemerkung	27
2.2	Was ist Physioenergetik (PE)?	27
2.2.1	Der Armlängenreflex (AR)	29
2.2.2	Korrekte Durchführung des AR	32
2.2.3	Physioenergetik (PE) und cranio-sakrale Therapie (CST)	33
2.3	Cranio-sakrale Therapie (CST)	33
2.3.1	Das cranio-sakrale System (CSS)	34
2.3.2	Anatomie des Schädels	38
2.3.3	Pathologie	41
2.4	Ätiologie	42
2.5	Diagnostik	43
2.6	Therapie	43
2.6.1	CO_2-Hyperventilation	44
2.6.2	Unterstützte Inspiration	44
2.6.3	Unterstützte Exspiration	45
2.6.4	Therapeutische Beeinflussung des cranio-sakralen Rhythmus (CSR)	45
2.6.5	Therapie der Suturen	45
2.6.6	Therapie der Membranen	45
2.6.7	Therapie der Muskulatur	45
2.6.8	Therapie des Kiefergelenks (TMG)	48
2.7	Das Ziel der Therapie des cranio-sakralen Systems	48
2.8	Krankheitsbilder, bei denen eine Störung im CSS ursächlich beteiligt sein kann	49
2.9	Kontraindikationen	49
2.10	Zusammenfassung	49
2.11	Literatur	50

3	**Zahnheilkunde und craniale Osteopathie** *(Johann Lechner)*	51
3.1	Gibt es Leben ohne Rhythmus?	51
3.2	Das knöcherne Cranium – ein rhythmisches System	51
3.2.1	Was ist craniale Osteopathie?	51
3.2.2	Worin besteht eine craniale Therapie?	52
3.2.3	Cranium, Dura und Zentral-Nervensystem	52
3.2.4	Welche Bedeutung hat ein funktionierender cranialer Rhythmus?	53
3.3	Der Einfluß cranialer Therapie auf die Hypophyse	55
3.3.1	Methodik der Untersuchung	55
3.3.2	Ergebnisse der Untersuchung	55
3.4	Welche Bedeutung hat die craniale Osteopathie für den Zahnarzt?	57
3.4.1	Cranium und Kiefergelenk (TMG)	57
3.4.2	Das Cranium, der vernachlässigte Faktor	59
3.4.3	Das Kiefergelenk (TMG)	59
3.4.4	Funktions-/Kiefergelenkdiagnostik	60
3.4.5	Nochmals: Hypothese Nr. 2	62
3.5	Zahnärztliche Maßnahmen und ihr Einfluß auf das craniale System	65
3.5.1	Bißprobleme	65
3.5.2	Extraktion eines unteren Molaren	66
3.5.3	Ungeteilte, 14-gliedrige Brücke im OK	66
3.5.4	Kieferorthopädische Maßnahmen mit festsitzenden Apparaturen	66
3.6	Zusammenfassung	67
3.7	Von der Cranialen Osteopathie zur Orthocranialen Prothetik	67
3.7.1	Das zentrale Gelenk im Cranium	67
3.7.2	Okklusionsebene und Cranium	68
3.7.3	Okklusionsebene und Muskulatur	69
3.7.4	„Orthocraniale" Prothetik	72
3.8	Literatur	73
Abkürzungsverzeichnis		75
Autorenverzeichnis		76
Sachverzeichnis		77

1 Das cranio-sakrale System (CSS) und die cranio-sakrale Therapie (CST)

Alexander Rossaint

1.1 Anatomische Grundlagen

Während jeder Mediziner die Existenz der *kardiovaskulären* und *respiratorischen Rhythmen* für selbstverständlich hält, ist der dritte große Rhythmus, der *cranio-sakrale Rhythmus*, in der Medizin noch relativ unbekannt.
Er wurde von Dr. William G. *Sutherland*, einem amerikanischen Osteopathen am Anfang des Jahrhunderts entdeckt und von ihm in den frühen 30iger Jahren erstmals als System der *cranialen Osteopathie* beschrieben.
Dr. John E. *Upledger*, Chirurg und osteopathisch tätiger Arzt in den USA, stellte seit 1970 dieses System auf eine wissenschaftlich allgemein anerkannte Grundlage und nannte es „Cranio-sakrales System", das sich nur in wenigen Aspekten von dem *Sutherland's*, das weiterhin die Basis darstellt, unterscheidet. Es ist ein physiologisches System, das bei allen Lebewesen, die Hirn- und Rückenmark besitzen, existiert. Es formiert sich bereits im Mutterleib und behält seine Funktion bis zum Tode. Es ist für alle Medizinsparten wichtig, besonders aber für die Zahnmedizin. Mit Hilfe der cranio-sakralen Therapie (CST) kann man normale Funktionen des Körpers untersuchen sowie Schmerzprobleme und körperliche Dysfunktionen beheben. Liegt ein Ungleichgewicht im cranio-sakralen System vor, leidet daran nicht nur das Gehirn und das Rückenmark, sondern der ganze Mensch.
Mit der Bezeichnung cranio-sakral soll die funktionelle Einheit von Cranium und Sakrum betont werden, die sich ja auch anatomisch schon durch die *dura mater* darstellt, die bekanntlich bis zum 2. Sakralwirbel reicht (s. Abb. 9, S. 6 und → Abb. 43).
Zum cranio-sakralen System gehören neben den *Meningen* alle knöchernen Strukturen, die die Meningen berühren, andere bindegewebige, mit den Meningen eng verbundene Strukturen, sowie die *Cerebrospinalflüssigkeit (CSF)* und alle Strukturen, die eine Beziehung zur Produktion und Resorption der CSF haben und der CSF als Gefäß dienen.
Das CSS unterhält enge Wechselbeziehungen zum *Neven-, Gefäß-, Lymph-, endokrinen und respiratorischen System,* sowie zum *muskuloskelettalen System*. Zahnärztlicherseits wird das CSS zum Beispiel irritiert durch Zahnextraktionen, Prothesen oder Verblockungen von Kronen oder von Bebänderungen in der Kieferorthopädie (s. *Lechner*).

1.2 Der cranio-sakrale Rhythmus (CSR)

Der *cranio-sakrale Rhythmus*, auch *Atem des Lebens* (breath of life) genannt, weist eine Frequenz von 8–14 Zyklen/Min. auf, die als *cranialer Rhythmus-Index (CRI)* bezeichnet wird. Er kann von Individuum zu Individuum jeweils anders sein, aber für dasselbe Individuum ist er konstant (Abb. 1, linke Hälfte). Zyklen von weniger als 8 deuten auf eine *Hypofunktion*, Zyklen über 14 auf eine *Hyperfunktion* hin. Wie erwähnt, spielen das Cranium und das Sakrum als die beiden

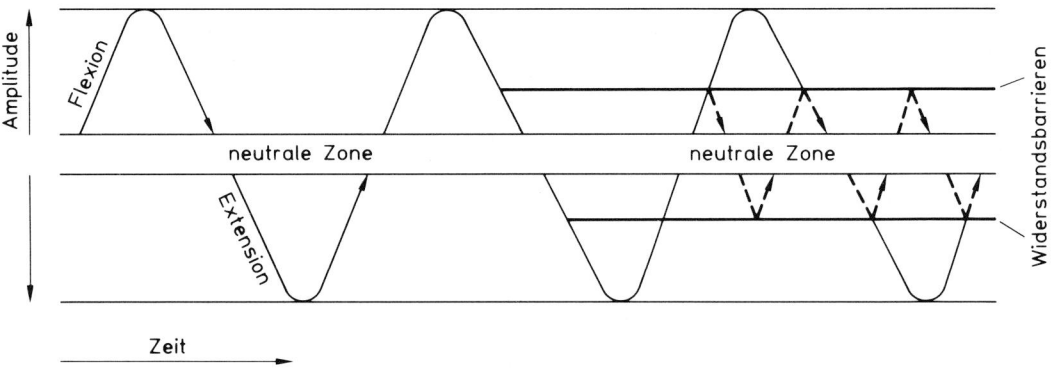

Abb. 1: *Linke Hälfte:* Darstellung des cranio-sakralen Rhythmus (CSR) nach *Upledger*, bestehend aus einer Flexionsphase und einer Extensionsphase. Zwischen beiden liegt eine neutrale Zone. Der craniosakrale Rhythmus-Index (CRI) beträgt 8–14 Zyklen/Min. *Rechte Hälfte:* Darstellung eines gestörten CSR nach *Upledger* durch sog. Widerstandsbarrieren im Gewebe. Dadurch ändert sich z. B. die Amplitude und Frequenz

Eckpfeiler des Systems die wichtigste Rolle beim Zustandekommen des Rhythmus. An diesen Stellen kann er auch am leichtesten erfühlt werden (Abb. 2). Geübte können ihn jedoch am ganzen Körper (Abb. 3; s. auch Abb. 21, S. 14) fühlen.

1.3 Die Bedeutung der Schädelsuturen

Retzlaff, ein amerikanischer Anatom, konnte histologisch nachweisen, daß die *Schädelsuturen* nicht, wie bisher gelehrt, verknöchert sind. Es sind vielmehr *Syndesmosen*. Sie bestehen „aus fibrösem Bindegewebe, elastischem Bindegewebe, Blutgefäßen, Nerven und sensorischen Endorganen; sie bestehen (also) aus fast allem, nur nicht aus ossifizier-

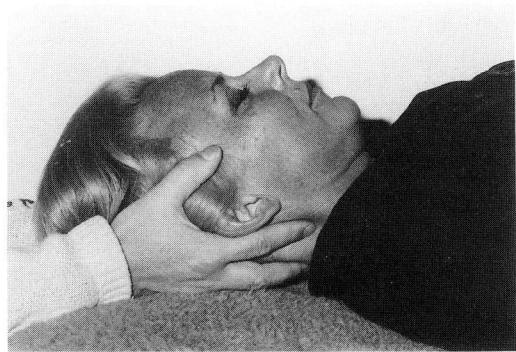

Abb. 2: Hier ist die Handposition am Occiput zur Palpation der cranio-sakralen Bewegung dargestellt

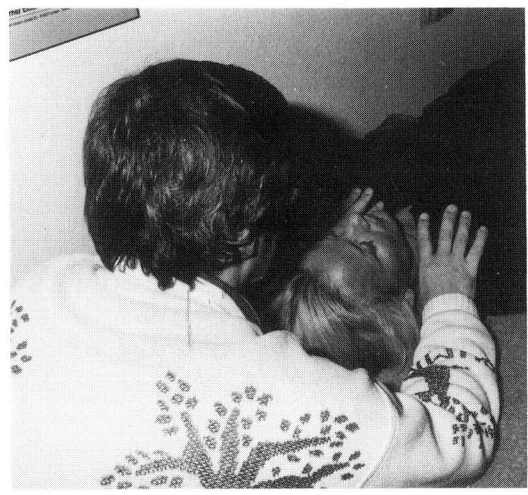

Abb. 3: Hier ist die Handposition z. B. auf der Schulter zur Palpation der cranio-sakralen Bewegung dargestellt. Durch Konzentration kann man hier – ebenso wie an allen anderen Stellen des Körpers – auch den Herz- und Atemrhythmus erfühlen. Ziel der Palpation ist es, überall alle drei Rhythmen erfühlen zu können

1.4 Die beiden Bewegungsphasen des CSS: Flexion und Extension

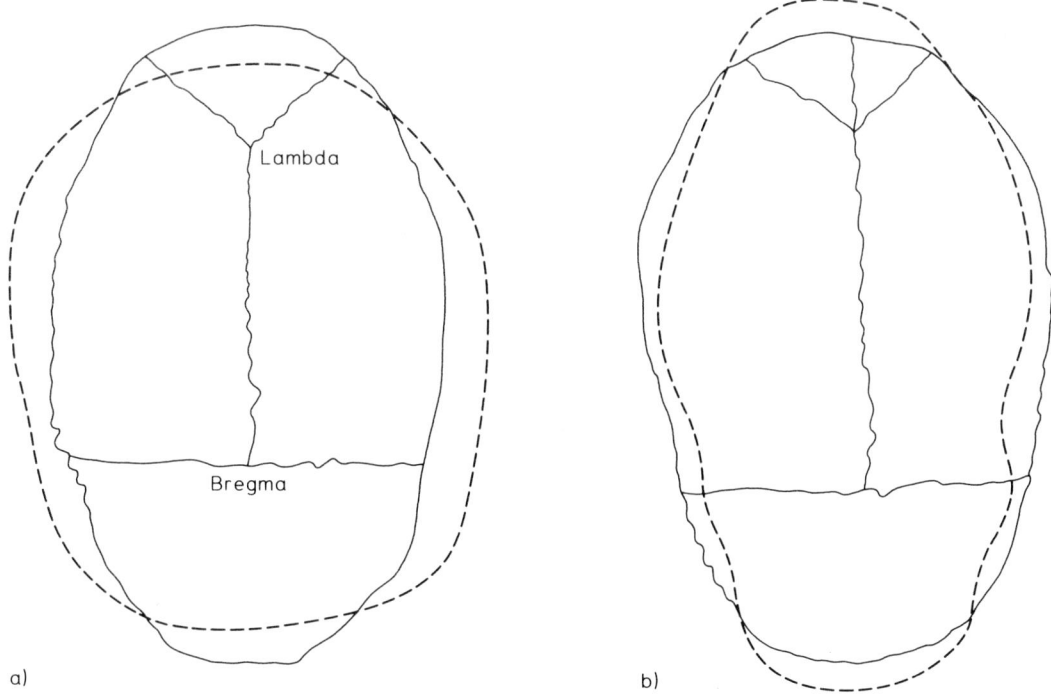

Abb 4: **a)** Während der Flexionsphase dehnt sich der Schädel lateral aus (gestrichelte Linie) u. verkürzt sich in anterior-posterioren Richtung. **b)** Während der Extensionsphase wird der Kopf lateral schmäler (gestrichelte Linie) und verlängert sich in anterior-posterioren Richtung

tem Knochen" (Bob *Koppler*). Die Nervenplexus dienen einem *intrasuturalen Dehnungsreflex* zur Meldung an das *Ventrikelsystem*, die Produktion der CSF zu stoppen, wenn durch den CSF-Druck eine bestimmte Dehnung stattgefunden hat.
Die anatomisch verschiedenen *Suturenformen* (Sutura serrata, s. squamosa, s. plana) ermöglichen entsprechend verschiedene Bewegungen. Alle haben demnach eine echte Gelenksfunktion und stellen die anatomisch funktionelle Grundlage für die *craniale Bewegungsrhythmik (Schädelatmung)* dar.

1.4 Die beiden Bewegungsphasen des CSS: Flexion und Extension

Aufgrund dieser Struktur ändert sich im o. g. Rhythmus die *transversale Dimension* des Kopfes (Abb. 4). Dadurch, daß das Sakrum als „Boden" der CSF-Pumpe mit dem Occiput über die *Dural-membranen* verbunden ist, ist es an der Bewegung im Sinne einer Schaukelbewegung beteiligt. *Occiput* und *Sakrum* machen gleichsinnige Bewegungen, während die Dura dabei ge- und entspannt wird (Abb. 5)
In der ersten Phase, der sogenannten *Flexion*, geht der Apex des Sakrums nach anterior (Abb. 5), während der Schädel sich in seiner lateralen Dimension ausdehnt und in seiner anterior-posterioren Ausdehnung verkürzt (→ Abb. 4). Dabei bewegt sich die *synchondrosis spheno-occipitalis* als Basisgelenk nach oben (Abb. 6), wodurch die *Bewegungs-* und *Rotationsachsen* der anderen Schädelknochen bestimmt werden (Abb. 7).
Anschließend, in der zweiten Phase, der sogenannten *Extension*, bewegt sich der Apex des Sakrums nach posterior (→ Abb. 5), während der Kopf lateral schmäler wird und sich in sei-

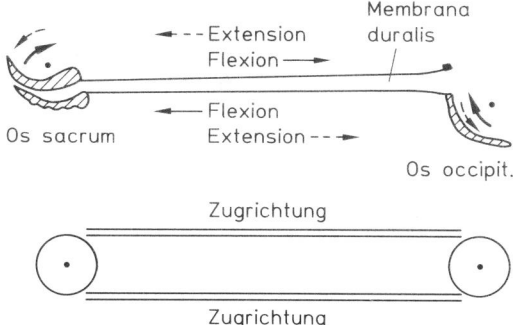

Abb. 5: Darstellung der gleichsinnigen Bewegung von Occiput und Sakrum. Während der Flexion geht das Sakrum (apex) nach anterior und während der Extenson nach posterior (gestrichelter Pfeil) (aus: *Lechner*, Dysgnathische Hypophysenstörungen)

ner anterior-posterioren Dimension verlängert (→ Abb. 4).
Dabei geht die *synchondrosis spheno-occipitalis* nach unten (→ Abb. 6) mit entsprechender Bewegung der anderen Schädelknochen (Abb. 7) (s. *v. Assche*, Kap. 2).
Von *Flexion* und *Extension* spricht man bei allen in der Medianebene gelegenen Strukturen und Knochen, während für die lateral gelegenen Körperteile und paarigen Knochen die entsprechenden Begriffe *externe Rotation* (= Flexion) und *interne Rotation* (= Extension) sind. Anders ausgedrückt: während der *Flexionsphase des CSS* rotieren alle paarigen Knochen des Körpers nach außen, während sie bei den *Extensionsphase* nach innen rotieren. Bei der externen Rotation rotiert der Körper nach außen und weitet sich, bei der internen Rotation rotiert er nach innen und wird dabei schmäler (Abb. 8).
Zwischen dem Ende der einen und dem Beginn der nächsten Phase liegt eine *neutrale Zone,* die man bei der Palpation als sanfte Pause empfindet (→ Abb. 1, linke Seite).
Bei der Testung *(Palpation)* achtet man auf die *Frequenz* und *Amplitude* sowie auf die *Symmetrie* und *Qualität des CSR.*

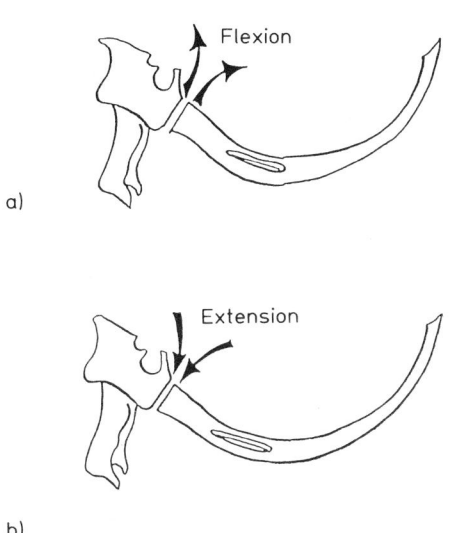

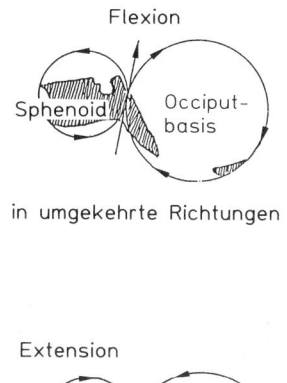

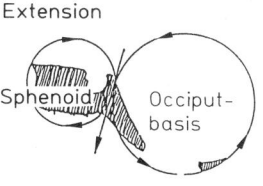

Abb. 6: a) Während der Flexion bewegt sich die spheno-basiläre Synchondrose (SBS) (synchondrosis spheno-occipitalis) nach oben. *b)* Während der Extension bewegt sich die SBS nach unten.
Bei beiden Phasen wird der Körper des Occiputs u. Sphenoids jeweils in die entgegengesetzte Richtung bewegt (jeweils rechte Abbildung)

1.5 Die Rolle der Meningen

Die *Meningen*, besonders die äußerste der drei Schichten, die *dura mater*, spielen im CSS eine besondere Rolle. Abnorme Spanungen an ihr stellen die Hauptursache für die *craniosakrale Dysfunktion* dar. Denn die *dura* liegt als Periost und Endost den Knochen des Schädelgewölbes fest an, so daß abnorme Spannungen an ihr auf die verschiedenen Knochen, an der sie ansetzt, weitergeleitet werden. Die Folge ist, daß diese Spannungen die Schädelatmung mehr oder weniger blockieren, weil die Knochen an ihrer physiologischen Bewegung gehindert werden. Es ist gerade die endostale Beziehung der Dura zum Schädelgewölbe, die uns erlaubt, die Knochen als „Hebel" zur Diagnose zu gebrauchen und die *intracranialen Membranen* zu behandeln. Die

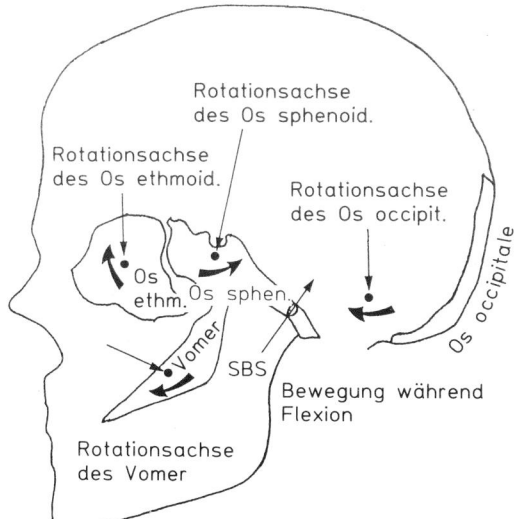

Abb. 7: Darstellung der Rotationsachsen der verschiedenen Schädelknochen in Abhändigkeit der Bewegung der SBS (hier während der Flexionsphase) (aus *Lechner*: Dysgnathische Hypophysenstörungen)

Eine niedrige Amplitude läßt auf einen niedrigen *Vitalitätspegel* schließen (→ Abb. 1, rechte Seite). Ist der Rhythmus bei niedriger Amplitude, aber qualitativ hoher interner Energie doppelt so hoch als normal, dann läßt das auf eine Einschränkung der *Meningen* mit *mangelnder Akkommadation* an die craniosakrale Bewegung schließen, wie es oft bei Entzündungen der Meningen und/oder des ZNS, aber auch bei *Autismus* anzutreffen ist. Schließlich dient eine fehlende Symmetrie als Indikator für die Lokalisierung pathologischer Probleme jedweder Art (z. B. Entzündungen, Traumata mit Narben, Adhäsionen), die einen physiologischen Bewegungsverlust verursachen.

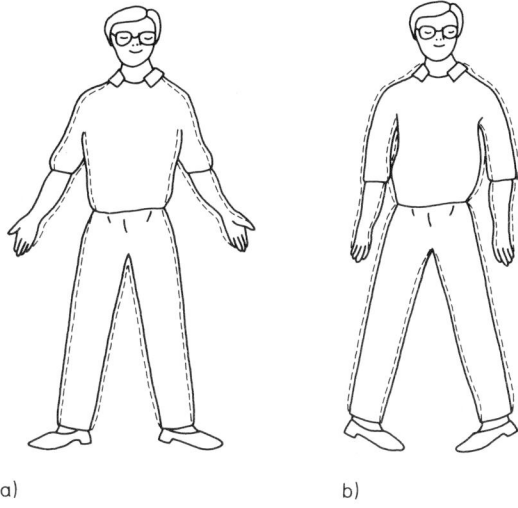

Abb. 8: a) Externe Rotation mit rotierender Weitung des Körpers (durchgezogene Linie) bei der Flexion des CSS
b) Interne Rotation mit rotierendem Schmälerwerden des Körpers (durchgezogene Linie) bei der Extension des CSS
Bei chronischen Flexions- bzw. Extensions-Läsionen werden diese Veränderungen manifest: a) extern rotierter Körper mit typisch nach außen rotierten Extremitäten (s. S. 21). b) intern rotierter Körper mit typisch nach innen rotierten Extremitäten

Dura ist die funktionelle Grenze des hydraulischen cranio-sakralen Systems.

Besonders betroffen wird die *spheno-basiläre Synchondrose* (SBS), die das Basisgelenk zwischen Occiput und Sphenoid an der Schädelbasis darstellt *(synchondrosis spheno-occipitalis)*, und nach deren Beweglichkeit sich die Bewegung aller anderen cranialen Knochen richtet (Abb. 6 und 7).

Auch die *sella turcica* und deren Inhalt, die *Hypophyse*, macht die rhythmische Bewegung des Spenoids mit, wodurch das *endokrine Muster der Hypophyse* mitbestimmt wird (s. Abb. 7). Diese sekundäre Abhängigkeit einer normalen Hypophysenfunktion von einem intakten cranialen Rhythmus ist eine neue Erkenntnis der cranio-sakralen Osteopathie und konnte von *Lechner* im Rahmen seiner Untersuchungen nachvollzogen werden (s. Teil 3, *Lechner*). Die übrigen Knochen bewegen sich ebenso dreidimensional wie ein Räderwerk um verschiedene Achsen, wobei das *Occiput* seinerseits die Parietalen und Temporalen bewegt und das Sphenoid den gesamten *Frontschädel* (s. Abb. 7).

Vom Spannungszustand der beiden reziprok wirkenden Spannungsmembranen *(Sutherland)*, *falx cerebri und cerebelli* als vertikale Komponente sowie des *tentorium cerebelli* als horizontale Komponente, die ja beide von der dura mater gebildet werden, hängt es also ab, wie groß die Probleme der Schädelatmung sind.

Die Kenntnis der knöchernen Ansatzpunkte sowie die Kenntnis der *Geometrie der Duralmembranen* an den *nicht* an Knochen angelagerten Stellen ist der Schlüssel für eine erfolgreiche Diagnose und Behandlung des CSS.

1.5.1 Die Dura im Wirbelkanal

Aufgrund der Kontinuität vom zweiten und dritten Halswirbel bis zum zweiten Sakralwirbel über die *Dura im Wirbelkanal* sind das *foramen magnum* und das *Sakrum* sowie das *Coccyx* in diesem vertikalen System funktional miteinander verbunden (Abb. 9).

So kann man zum Beispiel das *Ethmoid* über Sakrum und Coccyx beeinflussen, genauso wie man die letzten beiden durch die Technik der Anhebung des os frontale (siehe später) beeinflussen kann. Ja man kann sogar noch weiter gehen: Durch die therapeutische Benutzung der Falx und der Dura im Wirbelkanal kann man den *sinus rectus* im Schädel beeinflusen, der folglich einen Einfluß auf die Blätter des tentorium cerebelli ausübt und natürlich umgekehrt; durch die therapeutische Benutzung des *tentorium cerebelli* hat man Einfluß auf das vertikale durale Membransystem sowie das *os sphenoidale* und das *os tem-*

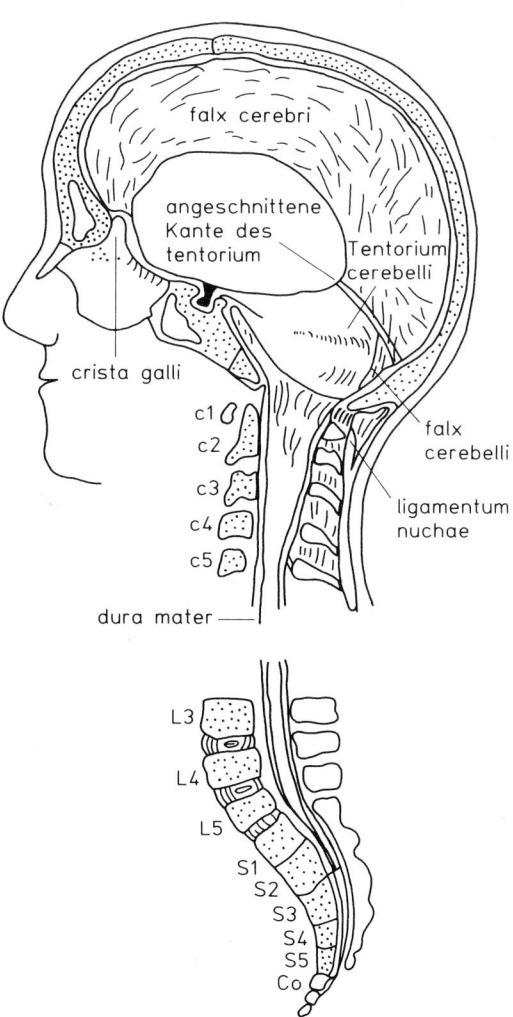

Abb. 9: Darstellung der Kontinuität der Dura vom Cranium bis zum Sakrum/Coccyx. Befestigungen der Dura im Wirbelkanal finden sich am 2. u. 3. Halswirbel und am 2. Sakralwirbel

1.5 Die Rolle der Meningen

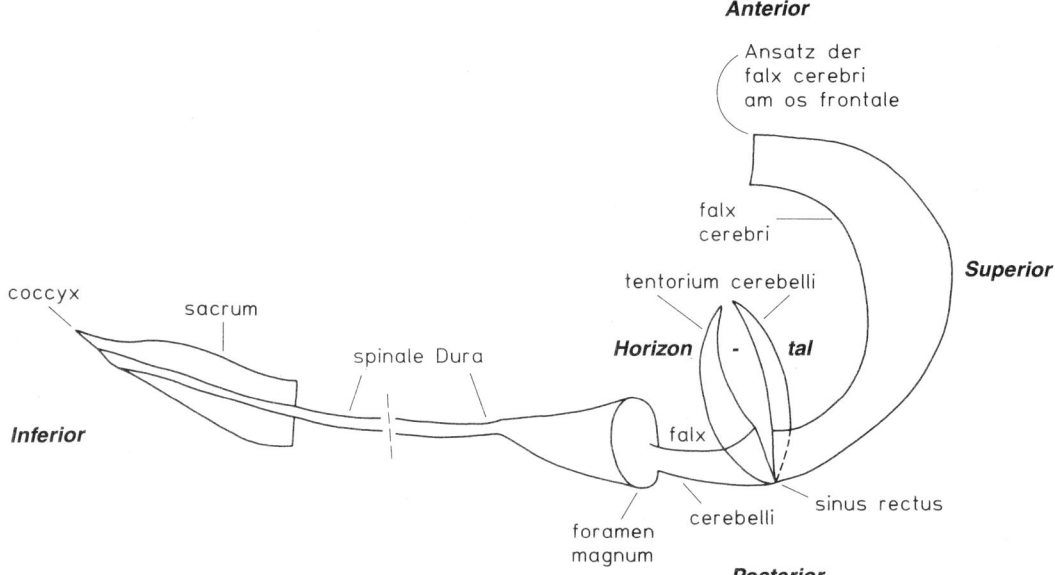

Abb. 10: Darstellung der drei Achsen des duralen Membransystems (anterior-posterior, superior-inferior, horizontal)

porale, das *Mastoid,* das *os parietale* und das *os occipitale;* denn die Blätter des tentorium cerebelli umspannen die *processus clinoidei posteriores und anteriores* des os sphenoidale und berühren lateral die *pars petrosa* des os temporale, sowie das Mastoid, das os parietale und das os occipitale.

1.5.2 Diagnose und Therapie der Dural-membranen

Da die *falces* und das *tentorium* dreidimensionale Gebilde mit drei Achsen (anterior-posterior, superior-inferior, horizontal) darstellen (Abb. 10), kann man durch die Benutzung der entsprechenden Knochen als Hebel diese Membranen und ihre Gewebe beeinflussen. Entsprechend der drei Achsen benutzt man die Technik der Anhebung des os frontale *(Frontal-Lift)* für Diagnose und Entspannung der falx cerebri und cerebelli und die Technik der *Sphenoid-Kompression und -Dekompression* für Diagnose und Therapie des tentorium cerebelli, während man die Technik der Anhebung des os partietale *(Parietal-Lift)* für die superior-inferior verlaufenden Membrananteile benutzt.

Zur Diagnose und Ausbalancierung der horizontal (transversal) verlaufenden Duraanteile benötigt man die *Mandibula-TMG-Zug(traktion)-Technik* (siehe später), den Parietal-Lift und die Schädelbasistechnik (siehe dort) und schließlich die *Simultantechnik* an Occiput und Sakrum.

Die Membranen insgesamt können natürlich nur entspannt werden, nachdem vorher die Suturen des os frontale und der ossa parietales entspannt worden sind. Außerdem ist die Entspannung der Dura zwischen foramen magnum und os sacrum erst möglich, nachdem die *Schädelbasis,* der *Brustkorbeingang* (obere Thoraxapertur), das *Zwerchfell* und das *Beckendiaphragma* behandelt worden sind.

Mit etwas Erfahrung kann man durch eine *Mobilitätsprüfung* an der dura mater im Wirbelkanal erkennen, ob *Querrestriktionen im Wirbelkanal* vorliegen.

Überhaupt können die Diagnose und Therapie der Duralmembranen, wie aus dem Gesagten hervorgeht, vom *Occiput* und vom *sakro-*

coccygealen Komplex aus erfolgen. Dabei ist die Technik für beide die gleiche. Da der Zahnarzt diesen Schritt meist vom Occiput aus realisiert, sei er kurz näher beschrieben: Zuerst muß man das weiche Bindegewebe an der *Schädelbasis* entspannen und die *Hinterhauptkondylen* (siehe später) vom *Atlas* befreien, ehe man mit dem *sehr* sanften Zug an der dura beginnt *(Duralrohr-Zug)*. Dabei wird sich das *Occiput* stufenweise auf den Therapeuten zubewegen und die dura im Wirbelkanal ebenfalls cephalwärts gleiten. Da die Dura dem foramen magnum in der Bewegung folgt, kann man erfühlen, wenn eine *Restriktion* da ist. Wenn man für den Fall einer Restriktion weiß, wie weit unten die beim Zug ausgeübte Kraft die Dura erreicht, kann man feststellen, in welchem Segment sich diese Restriktion befindet. Wird dieselbe Kraft für einige Minuten fortgeführt, erreicht man oft schon die Korrektur der diagnostizierten Restriktion.

1.6 Die Cerebrospinalflüssigkeit

Die dura mater im Wirbelkanal ist mit einem *Hängestrumpf* zu vergleichen, in dem sich die *Cerebrospinalflüssigkeit* (CSF) befindet, die den hydraulischen Teil des Systems darstellt. Die rhythmische Bewegung von Schädel und Sakrum wird für den Austausch der CSF von unten nach oben gebraucht *(CSF-Pumpe)*. Die CSF wird produziert von den *plexus chorioidei* in den Ventrikeln und durch die *granulationes arachnoideales (Arachnoidealkörper)* in das *venöse System* rückresorbiert, während sie entlang den Scheiden der Hirn- und Rückenmarksnerven in das *Lymphgefäßsystem* abfließt.

1.7 Die Körperfascie und ihre Bedeutung

Eine weitere für das CSS wichtige Struktur ist die *Körperfascie*, eine wenig bewegliche, lamellenartige, longitudinal orientierte *Bindegewebshülle*, die durchgehend von Kopf bis Fuß des Körpers reicht und alle körperlichen und *visceralen Strukturen* mit Taschen umgibt. Sie ist normalerweise in konstanter Bewegung in Korrespondenz mit dem CSR. Ist eine Verminderung der normalen physiologischen Bewegung in der Fascie bzw. im Bindegewebe vorhanden, spricht man von einer *Restriktion*. Verschwindet diese, zum Beispiel unter einer therapeutischen Manipulation, nennt man das eine *Spannungslösung* bzw. Lösung oder Entspannung *(release)*, die man während der Palpation als ein Weicherwerden der Restriktion wahrnimmt. Die *Relaxierung* der Gewebe ist immer positiv zu bewerten. Die Ganzkörperantwort des CSS basiert auf diesem Konzept der *Fascienkontinuität* im Körper.

Bei einer Gewebepathologie kann der *CSR* auf *Widerstandsbarrieren* stoßen, die entweder hart oder elastisch sind (→ Abb. 1, re. Teil); *harte Barrieren* deuten auf knöcherne Probleme –, während *elastische Barrieren* auf abnorme *Membranspannungen* hinweisen. Von *Läsionen* spricht man, wenn ein Areal von lokalisiertem kranken oder dysfunktionellem Gewebe vorhanden ist. Eine *osteopathische Läsion* ist ein *Dysfunktionssyndrom*, das *vaskuläre Abnormität, muskulären Hypertonus,* Widerstand gegenüber der Palpation und *segmentale Rückenmarksfascilitationen* (erhöhte Reizschwelle), *viscerale Dysfunktion* und *autonome Dysfunktion* beinhaltet.

Die *cranio-sakrale Therapie* wurde entwickelt, um Probleme zu korrigieren, die dieses sehr wichtige und vitale System berühren. Sie ist gleichzeitig eine Examinierungs- und Behandlungsmethode.

1.8 Die Palpation und ihre Handhabung

Die *Palpation* wird so passiv wie möglich durchgeführt, d.h., das palpierte Gewebe darf nie auf Widerstand gehen. Sie erfolgt primär mit der ganzen Hand (→ Abb. 3), aber auch mit allem, was mit dem Patienten in Kontakt kommt, wie Arme und Bauch. Das Ziel der Palpation ist die Verschmelzung des palpierenden Teils mit dem palpierten Teil. Ist das erreicht, werden beide synchronisiert, d. h., der palpierende Teil des Therapeuten tut das gleiche, was der Patientenkörper tut. In dem Moment benutzt man als Therapeut die eigenen *Propriozeptoren*, die ja *die* sensorischen Rezeptoren in Muskeln, Sehnen und der Fascie sind, um herauszufinden, was der palpierende Teil des eigenen Körpers tut.

Um herauszufinden, ob im palpierten Gebiet eine *Restriktion* vorliegt, induziert der Therapeut die Bewegung, die normal stattfinden sollte, und wird in dem Moment, wo sie eintritt, wieder passiv, so daß er als Antwort auf die Induktion das Ausmaß an Leichtigkeit oder Widerstand der untersuchten Struktur eruieren kann.

1.9 Examinationstechniken des Schädels

Für die *Examinationstechniken* des Schädels gibt es drei verschiedene Handpositionen, von denen ich nur die Methode von J. *Upledger* sowie die klassische beschreiben möchte, weil man mit ihnen die meisten Informationen erhalten kann.

1.9.1 Examinationsmethode des Schädels nach Upledger

Der Patient liegt auf dem Rücken, während der Therapeut entspannt hinter dem Kopf des Patienten sitzt (Abb. 11). Die 5. Finger berühren beiderseits die *squama occipitalis*. Die 4. Finger berühren beidereits das *Occiput* gerade posterior der *sut. occipito-mastoidea*. Die 3. Finger liegen auf den *proc. mastoid.*, den ossa temporalia, wobei die Fingerspitzen sich *kaudal* über dem Warzenfortsatz befinden. Weder der 4. noch der 3. Finger berühren die sutura occipito-mastoidea. Die äußere Ohrspitze liegt zwischen dem 3. und dem 2. Finger. Die Zeigefinger liegen *vor* dem Ohr, so daß die Fingerspitzen beiderseits auf dem TMG liegen. Die Daumen liegen über den *alae majores* des Sphenoids, während die Palmarflächen auf der *squama temporalis*, den *suturae temporo-parietales* und dem *Parietale* selbst ruhen.

1.9.2 Klassische Methode
(→ Abb. 12 u. Abb. 13)

Der Unterschied zu *Upledgers* Methode besteht in der Handhabung und den Fingerpositionen.

Hier liegen die Zeigefinger beiderseits auf den *alae majores* des Sphenoids, während die 5. Finger sich beiderseits auf der *squama occipitalis* befinden und zwar ca. 1 cm distal der *sutura occipito-mastoidea* und etwas über der *linea nuchae superior*. Diese beiden Finger geben Auskunft über die Bewegung von Sphenoid und Occiput (SBS) im Sinne der *Flexion* und *Extension*. 3. und 4. Finger haben i. d. R. keinen Kontakt zum Kopf, können jedoch je nach Übungsgrad des Therapeuten mit in die Diagnostik einbezogen werden. Dann liegen die 4. Finger beiderseits auf dem proc.

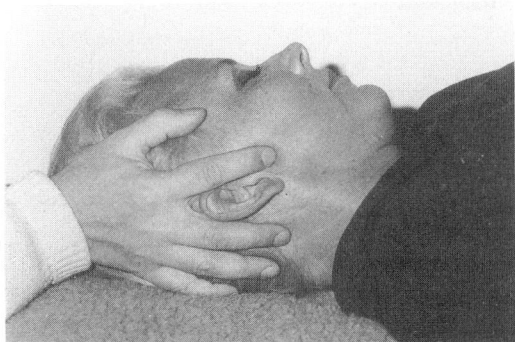

Abb. 11: Examinationsmethode des Craniums nach *Upledger* (Erklärung s. Text)

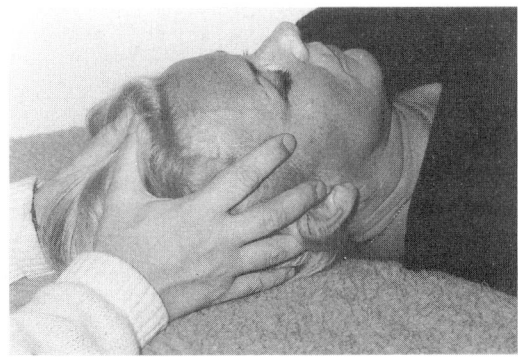

Abb. 12: Klassische Examinationsmethode des Craniums (Erklärung s. Text)

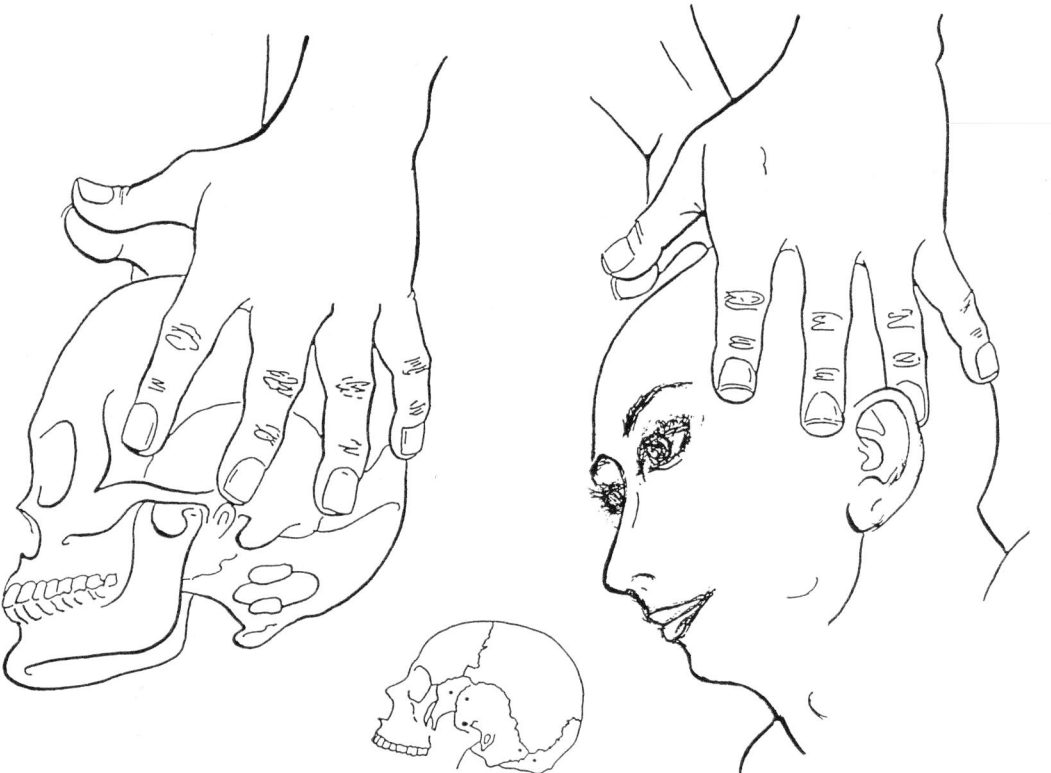

Abb. 13: Handposition am Schädel bzw. Kopf für die klassische Untersuchungsmethode mit Angabe der Punkte, wo Zeigefinger und kleiner Finger liegen sollen. Die beiden Punkte auf dem os temp. geben die ungefähre Position von 3. und 4. Finger an

mastoid., und die 3. Finger befinden sich je nach Kopf- und Handgröße im Bereich vor den Ohren in Höhe des TMG. Die beiden Finger geben Auskunft über die Bewegung des os *tempor.* (im Sinne der internen und externen Rotation) bzw. des TMG. Die beiden Daumen berühren sich leicht gegenseitig, ohne Kontakt mit dem Kopf des Patienten.

1.10 Direkte und indirekte Behandlungstechniken

Bei den *Behandlungstechniken* gibt es eine *direkte* und eine *indirekte;* letztere wird häufiger angewandt. Sie ist per definitionem eine Technik, die eine Restriktion löst, indem man die Bewegung in die Richtung, in die sich die Restriktion lösen will, unterstützt, ohne aktiv tätig zu werden. Der Therapeut folgt dabei lediglich dem Beweglichkeitsgrad der Restriktion bis zu ihrem Ende in die Richtung, in die sie mit Leichtigkeit geht. Dann bleibt der Therapeut in dieser Stellung und hindert damit die untersuchte Struktur, wieder in ihre Ausgangsposition zurückzukehren. In dieser extrem Position ist es die eigene Bewegung der Struktur (zum Beispiel Bindegewebe), die gegen den Therapeuten drückt, während der Therapeut passiv bleibt.

Am Ende der gegen den Behandler gerichteten Bewegung des Gewebes spürt man, daß das Gewebe sich noch ein Stück weiter in die Richtung entspannt, in die die Bewegung anfänglich mit Leichtigkeit ging. Diesem Phänomen muß man so oft passiv folgen, wie nötig, bis das Gewebe völlig entspannt ist. Dabei ist es wichtig, daß man dem Gewebe jede neue Richtung, in die es zur *Spanungslö-*

1.11 Die venöse Sinustechnik

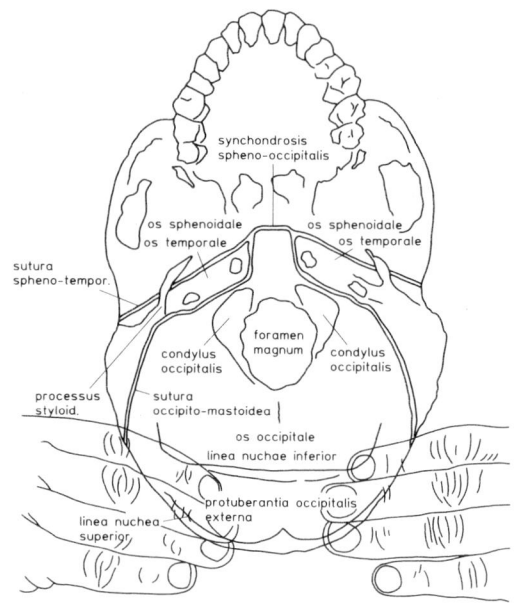

Abb. 14: Venöse Sinustechnik (1. Schritt)

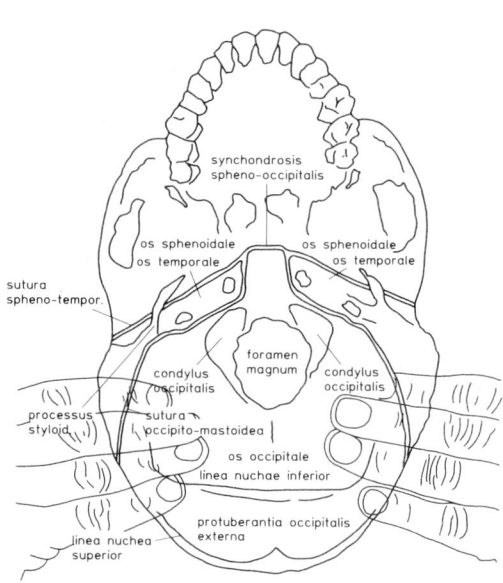

Abb. 15: Venöse Sinustechnik (2. Schritt)

sung gehen will, zugesteht, nur nicht die anfängliche Richtung.
Bei der *direkten Technik*, die das Gegenteil der indirekten ist, unterstützt der Therapeut nach der Identifizierung der *Widerstandsbarriere* gegenüber der normalen physiologischen Bewegung sanft und aktiv die Bewegung, um die einschränkende Struktur zu durchbrechen und damit die Lösung des Gewebes zu erreichen.

1.11 Die venöse Sinustechnik

Kann man als Anfänger den CSR noch nicht sicher genug erfühlen, oder ist zur Zeit keine Flexion bzw. Extension vorhanden, so gibt es eine excellente Technik, um dennoch hilfreich auf das CSS Einfluß nehmen zu können. Es ist die sogenannte *venöse Sinustechnik:* Hierzu legt man als ersten Schritt (Abb. 14) zum Erfühlen der *venösen Sinus* am Occiput beide Zeigefinger quer auf die *protuberantia occip. ext.,* bis man ein Weicherwerden des Gewebes spürt. Das gleiche wiederholt man 3–4 mal, nur mit dem Unterschied, daß man jedesmal die Zeigefinger etwas weiter caudal in Richtung *foramen magnum* legt und jedesmal so lange dort liegen läßt, bis dieses Weicherwerden wieder spürbar ist.
Als zweiten Schritt (Abb. 15) erfühlt man den *sinus transversus*, indem man die Fingerspitzen seitlich dort auf das *Occiput* legt, wo der Sinus transversus innen verläuft. Auch hier bleibt man so lange, bis das Weicherwerden spürbar ist.
Beim 3. Schritt (Abb. 16) geht man zurück zur Mitte und geht jeweils daumenbreitweise mit überkreuzten Daumen entlang der *sutura sagittalis*, indem man die Sutur etwas separiert, bis zum *Bregma*. Dabei erfolgt der nächste Schritt immer erst dann, wenn man spürt, daß die Sutur an der entsprechenden Stelle sich entspannt oder löst.
Zum Schluß (Abb. 17) nimmt man alle fünf Fingerkuppen und legt sie entlang der *sutura frontalis* bis zur Nase, um das *Ethmoid* zu erreichen und die *falx cerebri* zu entspannen. Bei allen Prozeduren folgt man dem, was man unter den Fingern spürt und was das Gewebe zur Entspannung tun möchte.

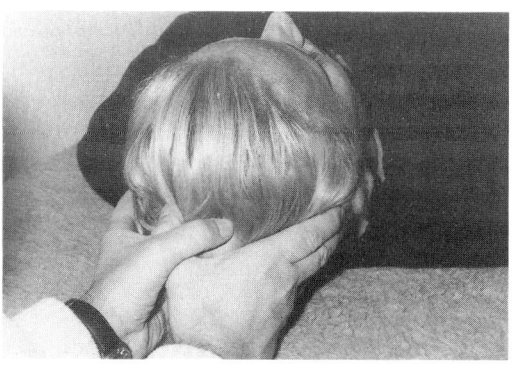

Abb. 16: Handpositionen bei der venösen Sinustechnik (3. Schritt)

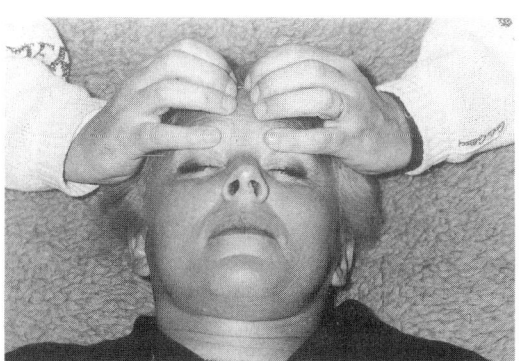

Abb. 17: Handpositionen bei der venösen Sinustechnik (4. Schritt)

1.12 Die Stillpunktinduktion

Erfühlt man den *CSR* schon gut, so ist die Technik der Wahl zur Harmonisierung des CSS die sogenannte *Stillpunktinduktion*. Der Stillpunkt, jene Phase, wo das gesamte *CSS* still steht und keinerlei Bewegung zeigt, ist überall am Körper zu erzielen. Am leichtesten jedoch ist er an den Füßen zu erreichen: Nachdem man (Abb. 18) sich dort durch die Palpation in die *externe Rotation* (= der *Flexion* des CSR) und in die *interne Rotation* (= *Extention* des CSR) eingefühlt hat, benutzt man die *indirekte Technik* am Ende der internen Rotation, um der Rückkehr aus der *neutralen Phase* in die externe Rotation zu widerstehen. Bei jeder nächsten Rückkehr des CSR in die Extension bemerkt man eine weiter gehende Bewegung in die interne Rotation als zuvor und jedesmal leistet man am Ende der Extension, d.h. der internen Rotation, der neuen Bewegung erneut Widerstand. Nach ca. 5–10mal erreicht man dann den Stillpunkt; dann bemerkt der Therapeut beim Patienten verschiedene Änderungen wie z.B. leichtes *Schwitzen*, *Exazerbation* bestehender Schmerzen am unteren Rücken oder Wiederkehr alter bekannter Schmerzen oder Veränderungen im Atemmuster. Der Stillpunkt wird solange gehalten, bis er Körper von sich aus wieder einen neuen CSR beginnen möchte, spürbar an einem kleinen Impuls, der gegen die Hand drückt. Das kann von Sekunden bis Minuten dauern. Die nun neu einsetzende Bewegung weist meist eine bessere *Symmetrie* und größere *Amplitude* auf.

Ist das therapeutische Ergebnis insgesamt noch unbefriedigend, kann man bis zu 10 Stillpunktinduktionen hintereinander durchführen, wobei jede Wiederholung das System weiter in Richtung Norm bringt und für den Patienten nur Vorteile hat.

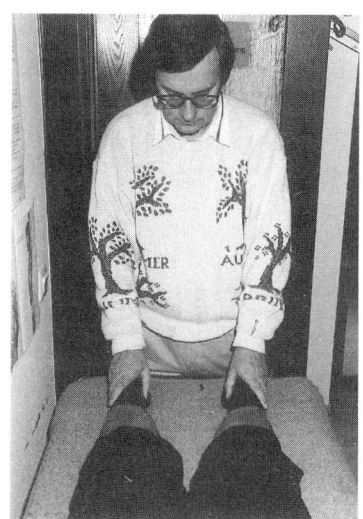

Abb. 18: Handposition zur Ermittlung des CSR an den Füßen und zur Stillpunktinduktion dort

Diese Therapie hat keine Nebeneffekte, führt nur zur äußersten *Relaxierung* bis hin zur *Schläfrigkeit*. Allerdings muß man einige *Kontraindikationen* beachten: *Aneurysmen, intrakranielle Hämorrhagien, Hirntumoren* und *Schädelfrakturen*.

1.13 Die CV4-Technik

Die *Stillpunktinduktion am Occiput* nennt man nach *Sutherland*, der diese Technik als erster anwendete, „*CV4*" (Kompression des 4. Ventrikels). (Abb. 19 u. 20). Das einzige, worauf man beim CV4 zu achten hat, ist, daß die *sutura occipito-mastoidea* mit den Handballen nie berührt wird, da sonst unangenehme Reaktionen auftreten können (z. B. *Erbrechen*).
Durch den CV4 wird der *intracraniale hydraulische Flüssigkeitsdruck* gesteigert, wodurch die *CSF-Bewegung* und ihr Austausch gefördert wird.
Die CV4-Technik hat Einfluß auf die Aktivität des *Zwerchfells* und die autonome Kontrolle der Atmung, wodurch der Tonus des sympathischen Nervensystems relaxiert wird; daher ist sie besonders gut anzuwenden beim *hypertonen Sympathikus* gestreßter Patienten.
Beim CV4 werden Verbesserungen autonomer Funktionen als Resultat erwartet. Klinisch

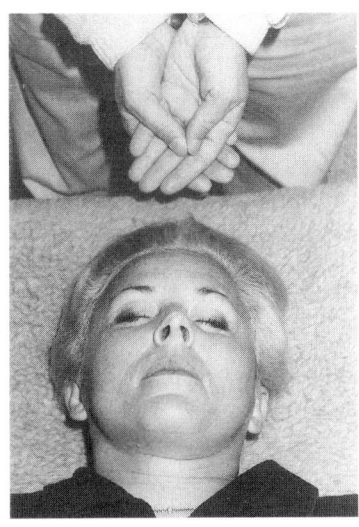

Abb. 20: Die Daumen bilden quasi ein V, während die Handflächen aufeinander liegen

erreicht man zum Beispiel eine *Fieberreduzierung* bis ca. 2°C in 30–60 Min., Reduzierung des Blutdrucks, eine Entspannung des ganzen Bindegewebes, *Ödemreduzierung*, Beseitigung von *cerebralen und pulmonalen Stauungen* sowie positive Effekte bei degenerativen arthritischen Prozessen und schließlich eine *psychologische Beruhigung*.

1.14 Die Schädelbasisbehandlung und die Hinterhauptskondylen

Bevor man spezielle Techniken der CST, besonders im Kopfbereich, anwendet, sollte man Restriktionen der *transversalen Gewebestrukturen* mit Hilfe der indirekten bzw. direkten Techniken beseitigen. Darunter fallen besonders die *transversalen Restriktionen* der verschiedenen Diaphragmata im Körper *(Zwerchfell, Beckendiaphragma, Brustkorbeingang)* (Abb. 21). Erst dann kann man die *Schädelbasis* im Sinne der CST behandeln. Sie muß frei von Spannungen sein, um später evtl. die eingeschränkte Beweglichkeit von *Occiput* und *Temporale* verbessern zu können.
Die Behandlung der *Schädelbasis* ist so wichtig, daß ihre Technik kurz beschrieben werden soll (Abb. 22).

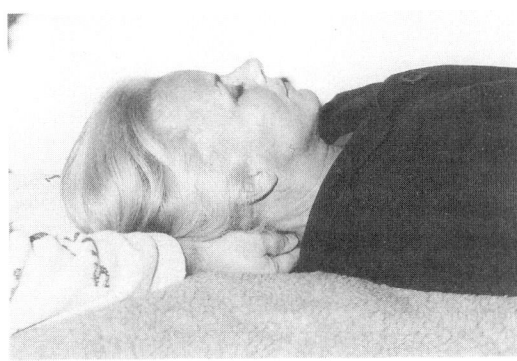

Abb. 19: Lage der Hände für die Stillpunktinduktion am Occiput, die sog. CV4-Technik.
Die Finger befinden sich ca. in Höhe HW 2/3, die Handballen dürfen die sutura occipito-mastoidea *nicht* berühren, sondern liegen auf der Squama

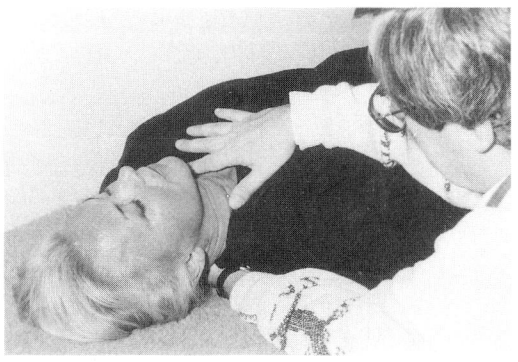

Abb. 21: Handposition zur Behandlung einer transversalen Restriktion am Brustkorbeingang.
Die Vorderhand bedeckt die suprasternale Grube, die oberen Rippen und die Sternoklavikulargelenke. Während die 2. Hand auf dem Rücken unter den process. spin. des 7. HW und des ersten BW liegt und lediglich als feste unterstützende Grundlage dient, beginnt die vordere Hand mit einer leichten, ansteigenden, anterior-posterior gerichteten Kompression, bis sich die Restriktion löst. Dann folgt man mit dieser Hand allen auftretenden Bewegungen. Analog verfährt man bei den anderen Diaphragmata (Becken, Zwerchfell)

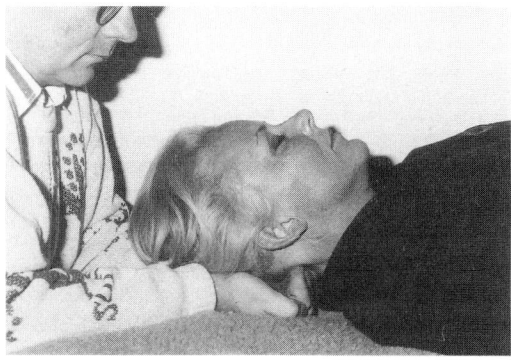

Abb. 22: Handposition zur Behandlung der Schädelbasis (Erklärung s. Text)

Die Fingerkuppen beider Hände, die Kontakt mit dem *Occiput* haben, liegen vertikal unter der zervikalen Region, wobei der Kopf des Patienten, dessen Gewicht allein die therapeutisch einwirkende Kraft liefert, *oberhalb* der *Palmarflächen* der Hände liegen sollte. In dieser Position bleibt man solange, bis man eine Entspannung spürt. Tritt sie ein, bettet sich der Kopf des Patienten in die Palmarfläche der Hände. Das *suboccipitale Gewebe* soll die Finger *nicht* in eine inferiore oder kaudale Richtung gleiten lassen, sondern der Druck sollte in eine gerade, anteriore Richtung weitergeführt werden.

Sind die ersten Muskelschichten entspannt, fühlt man die Härte des *hinteren Atlasbogens*. Bei weiterem Fingerkontakt wird sich der Atlas vom Occiput wegbewegen, fühlbar als ein „Schweben" des Atlas. Ist diese „Befreiung" vom Occiput erfolgt, unterstützt man den Atlas mit den Ringfingerkuppen nach anterior. Dann bewegt man mit den Mittelfingerkuppen das Occiput sanft ein wenig in eine posteriore Richtung, was eine weitere Lösung des Occiput vom Atlas zur Folge hat *(Atlantooccipital-Gelenk)*. Dadurch wird die Region der *Hinterhauptskondylen* dekomprimiert, deren *Kompression* leicht in Fehlentwicklungen des *canalis hypoglossus* und den dadurch bedingten Symptomen ausarten kann (wie zum Beispiel *motorische Koordinationsstörungen, Atrophie oder Fehlentwicklung der Zunge)*.

Diese Technik mobilisiert nicht nur die Schädelbasis und die Hinterhauptskondylen, sondern auch die Gewebe um die *foramina jugularia*, wodurch eine positive Beeinflussung der Probleme der IX., X. und XI. Hirnnerven erfolgt. Das sind vor allem: *Schluckreflexprobleme, Geschmacksabweichungen* im hinteren Teil der Zunge, *Sprachprobleme, Herzarhythmien, Verdauungs-* und *Eliminationsprobleme, Gehörgangssymptome, Hypertonus* des M. sternocleidomastoideus und des M. trapezius.

1.15 Funktion und Dysfunktion der ossa temporalia

Für den Zahnarzt ist die normale Funktion des *os temporale* am wichtigsten, liegt doch in seiner *fossa mandibularis* das TMG. Und eine TMG-Behandlung ohne Rücksichtnahme auf eine meist gleichzeitig vorhandene Pathologie des Schläfenbeins ist nicht nur uneffektiv, sondern sogar sinnlos.

1.15 Funktion und Dysfunktion der ossa temporalia

1.15.1 Physiologische Bewegungen

Die physiologische Bewegung der ossa temporalia besteht aus zwei Komponenten:
1. Während der *Flexionsphase* des CSS bewegen sich die oberen Ränder der *squamae temporales* nach lateral *(externe Rotation)*;
2. gleichzeitig rotieren die oberen Squamaanteile nach anterior.

Dabei bewegt sich der *processus zygomaticus* gleichzeitig nach unten und die Mastoidspitzen nach oben und hinten und nähern sich beiderseits.

Während der *internen Rotation* (= der *Extensionsphase* des CSS) geht alles umgekehrt.

Wegen dieser Bewegung der ossa temp. vor- und rückwärts während der Extension und Flexion, die wie eine wackelnde Radbewegung aussieht, wird dieses Bewegungsmuster in der englischsprachigen Literatur als *wobbely wheel* bezeichnet. Das TMG muß natürlich dieses Bewegungsmuster 8–14mal pro Minute mitmachen, genau wie ein pathologisches Muster vom TMG reflektiert wird.

Durch die *externe Rotation* der Schläfenbeinbewegung werden die vorderen Kanten des tent. cerebelli gespannt und durch die *interne Rotation* entspannt. Dadurch kommt es zu einer *Fluktuation der CSF*. Diese physiologische Bewegung der ossa temporalia wird stark durch die außen an ihnen ansetzenden Muskeln und ihrem Tonus beeinflußt und beeinträchtigt: So gehen beide squamae temp. durch die Kontraktion der *Mm. tempor.* und der *Mm. masseter.* in externe Rotation. Die *Mm. sternocleidomast.*, die *über* der *sut. occipito-mastoidea* laufen und auch am Occiput ansetzen, die *Mm. splenii capitis, longi capit.* und *digastrici*, die ebenfalls bds. am *proc. mastoideus* ansetzen, ziehen den proc. mast. bds. durch Kontraktion nach unten und vorne und bringen die ossa temp. dadurch in interne Rotation.

1.15.2 Dysfunktionen

Abnormer Tonus einer oder mehrerer der o. g. Muskeln hält das *Schläfenbein* jeweils in einer der Positionen (externe o. interne Rotation) und behindert dadurch seine Bewegung.

Seine Bewegung wird auch durch die Kontraktion des *M. stylohyoideus* und des *M. styloglossus*, die ja beide am *proc. styloideus* des os temp. ansetzen, verhindert, so daß eine *Verkrampfung der Zunge* ebenfalls die *Immobilität des os temp.* bewirkt.

Die bei der *Dysfunktion* der ossa temp. (je nach Schweregrad) auftretenden Symptome sind: *Schmerz* und *Vagotonie* allgemein, *Ohrenbeschwerden* (z. B. *Tinnitus*), *Dyslexie* (immer vorhanden), verminderte *Lesegeschicklichkeit, Strabismus* (durch die motorischen Nerven, die zwischen den Blättern des tent. cerebelli verlaufen), *Schulter-Arm-Syndrome* und *Autismus* (bei *bilateraler medialer Kompression*) *(Upledger)*.

1.15.3 Diagnose und Therapie

Zur Diagnose und Therapie der Schläfenbeinfunktion bzw. -dysfunktion gibt es drei Haupttechniken:
1. Die *Finger-im-Ohr-Technik*,
2. die *Ohr-zieh-Technik*,
3. die *Mastoid-Spitzen-Technik*.

Alle sind *Bewegungsteste*, die in Synchronizität mit dem patienteneigenen CSR durchgeführt und anschließend auch zur Therapie gebraucht werden. Die gebräuchlichsten sind Nr. 1 und 2.

1.15.3.1 Die Finger-im-Ohr-Technik (→ Abb. 23)

Die Mittelfinger des Therapeuten stecken im Ohr des Patienten und überprüfen die interne u. externe Rotationsbewegung auf Symmetrie und Leichtigkeit der Bewegung. Die 4. Finger liegen dabei auf dem *proc. mastoid.* bds. und die Zeigefinger an den *proc. zygomatici*. Hat man die Rotationsbewegung ertastet, wird auch die Annäherung und Weiterung des Squamae deutlich. Bei einer diagnostizierten Restriktion der Bewegung induziert man alternative Bewegungen, indem man ein os temp. in externe und das andere in interne Rotation bringt und beobachtet, was dann passiert.

Dies ist gleichzeitig schon eine Behandlung und hat hervorragende Effekte auf die Sutu-

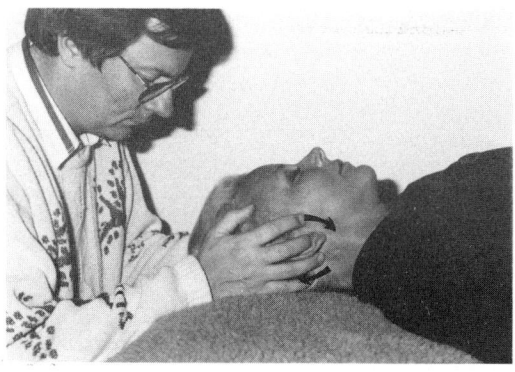

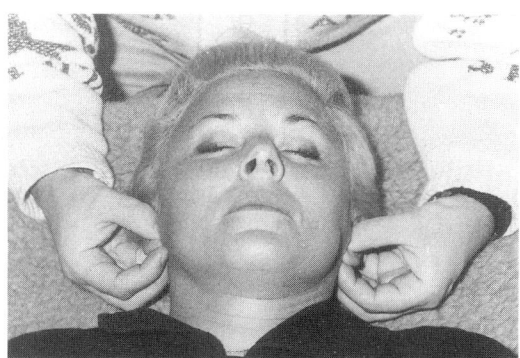

Abb. 23: Handposition für die Finger-im-Ohr-Technik. Die Pfeile zeigen die Richtung an, in die man „Kraft" zur Unterstützung der externen Rotation anwendet

Abb. 24: Die Ohr-zieh-Technik (ear pull) Daumen- und Fingerkuppen liegen dabei so eng wie möglich am Ohransatz am Kopf

ren des os temp. an der *Schädelbasis*, besonders zwischen Occiput und os temporale. Hat man die *freie Beweglichkeit* der ossa temporales erreicht, *muß* man *ein* os temp. für einen halben Zyklus anhalten, um wieder *Synchronizität* zu erreichen. Läßt man die ossa temp. asynchron zurück, kann man *Nausea, Erbrechen, Schwindel* oder sogar einen plötzlichen Anfall hervorrufen. Außerdem darf man die Finger von den ossa temp. *nur* in neutraler Position wegnehmen, nie in extremer externer oder interner Rotation.

1.15.3.2 Die Ohr-zieh-Technik (ear pull) (→ Abb. 24)

Sie dient primär der Dekompression bei medial komprimierten ossa temp. Die Qualität der Bewegung fühlt sich dabei an, als ob die Knochen sich in einem hoch *viskösen Medium* bewegen, da noch eine ganz geringe *Restbeweglichkeit* da ist. Die Technik geht so, daß bilateral gleichmäßig ein leichter Zug nach posterior und lateral an beiden Ohren vollführt wird. Nach Beginn des Ziehens bestimmt und korrigiert sich die Richtung der weiteren Bewegung von selbst.

1.15.4 Die Mandibula-TMG-Traktions-Technik (→ Abb. 25)

Die *ossa temp.* weisen auch sehr oft *Restriktionen* an den *suturae temporo-parietales* auf, verbunden mit *Kopfschmerzen* und *zerebralen Dysfunktionen*, und müssen als *knöcherne Restriktionen* vor den *meningealen* behandelt werden. Zur Diagnose dieser Probleme liegt der Patient auf dem Rücken, der Therapeut sitzt hinter seinem Kopf und umfaßt den *anguli mandibulae* beiderseits mit gekrümmten Fingern, während die Ellenbogen entspannt auf dem Untersuchungstisch liegen. Die distalen Teile der Palmarflächen liegen über dem TMG und die mehr proximalen Anteile der Hand über den *suturae temporoparietales*. Die Therapietechnik ist als *Mandibula-TMG-Traktions-Technik* (Abb. 25) bekannt. Sie ist eine wahrhaft holistische Technik und für den Zahnarzt besonders wichtig. Sie besteht aus zwei Teilen.

1.15.4.1 Teil 1: cranialer Zug (→ Abb. 25 u. 26)

Die Handstellung des Therapeuten ist die gleiche wie bei der Diagnose (Abb. 25). Der dann beiderseits cephalwärts gerichtete, graduell gesteigerte Zug an der Mandibula komprimiert zuerst das TMG beiderseits. Stößt es gegen die *fossa temp.* (Abb. 26), so schaukelt die *Mandibula* hin und her und balanciert sich. Der Behandler folgt dabei jeder Bewegung und läßt sie zu. Dann komprimiert die

1.15 Funktion und Dysfunktion der ossa temporalia

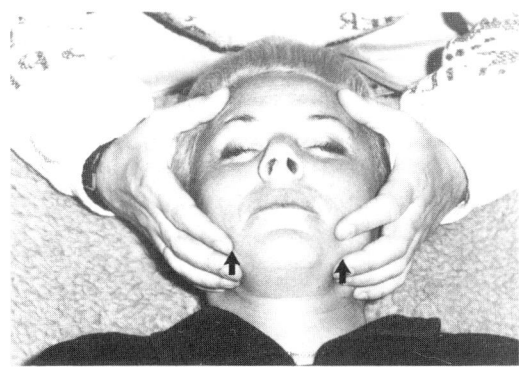

Abb. 25: Die Mandibula-TMG-Traktions-Technik Teil 1: cranialer Zug (Erklärung s. Text)

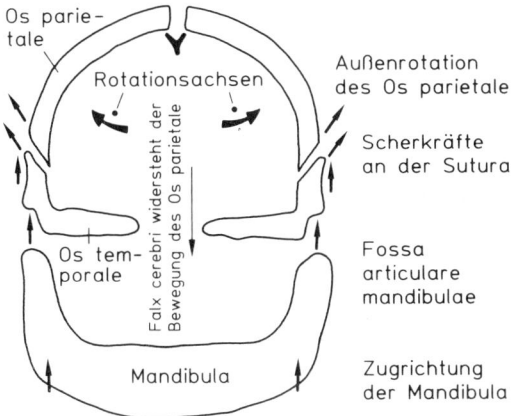

Abb. 26: Schematische Darstellung der Phase des cranialen Zuges (1. Teil) der Mandibula-TMG-Technik (Aus: *Lechner,* Dysgnathische Hypophysenstörungen)

cephalwärts. Dadurch wird quasi ein funktioneller sekundärer *Parietal-Lift* induziert, weil die *sutura temporo-parietalis* abschert, wodurch dann im cranium die *falx cerebri* cephalwärts gezogen wird. Wenn die falx cerebri dem Aufwärtszug Widerstand leistet, werden die beiden *Parietalknochen* in die *externe Rotation* gebracht (Abb. 26).
An dieser Stelle beginnen Mandibula und Temporalknochen seitlich zu wackeln und zwar um so mehr, je mehr man eine horizontale Balance erreicht.
Wird der Zug *(Traktion)* an der Mandibula lange genug fortgesetzt, erhält man Informationen über die Balance des Occiput, des *for. magnum,* der *dura* im Wirbelkanal, des *Sakrums* und schließlich des *Coccyx.*
Nach der *horizontalen (transversalen) Balancierung des tent. cerebelli* spürt man den Effekt auch an der *falx cerebri und falx cerebelli.* Dann fühlt man das *for. magnum* und schließlich die Dura im Wirbelkanal.

1.15.4.2 Teil 2: caudaler Zug
(→ Abb. 27)

Teil 2 (nach Erreichen des Obengenannten) besteht in einem caudalwärts gerichteten sanften Zug an den *Kieferwinkeln* beiderseits (Abb. 27). Dabei braucht man gerade soviel Druck auf der Haut, daß ein Abgleiten verhindert wird. Die Finger sollten sich relativ zur Haut nicht bewegen, während die Haut selbst caudal gezogen wird. Die *Traktion* an der Haut überträgt sich auf die *Mandibula.* Die *Palmarflächen* der Therapeutenhand liegen dabei über der squama temp. bds., zur Überwachung, was dort passiert.
Durch den zweiten Teil wird zunächst das TMG dekomprimiert bzw. gelöst. Dann schwingt in der Regel die Mandibula rechts und links hin und her, da sie eine neue und verbesserte Balance mit den Temporalknochen erreicht hat. Schließlich beginnt sich die *sut. temporo-parietalis* beiderseits zu lösen und anschließend bewegen sich die seitlichen Anteile der ossa temp. nach caudal und schwingen ebenfalls hin und her.
Die Lageänderung senkt die Blätter des *tent. cerebelli* und leitet den Zug zuerst auf den *sin.*

sutura temporo-parietalis (squamosa) beiderseits, indem sich die *squama temporalis* jeweils cephalwärts bewegt und in ihrem oberen Teil sich auch lateral spreizt. Auch dabei folgt der Therapeut jeder Bewegung. Diesen Moment der *Ausscherung* läßt der Patient, der Symptome hat, den Arzt wissen, weil die existierenden Schmerzen sich entweder verstärken oder weil ein zur Zeit ruhendes Syndrom wiederkommt.
Dann bewegen sich bei weiterhin konstantem sanftem Druck die beiden *ossa parietalia*

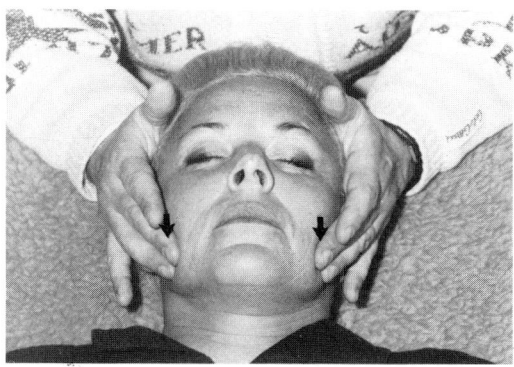

Abb. 27: Die Mandibula-TMG-Traktions-Technik Teil 2: caudaler Zug (Erklärung s. Text)

chungsbank gerichtet und der nicht-gleitende Kontakt zwischen Daumen und Haut des Patienten beibehalten, bis zuerst die *Knochenrestriktionen* und schließlich die *Membranrestriktionen* sich gelöst haben.

Mit dieser Phase der *Sphenoid-Dekompression* befreit man nicht nur das Occiput vom Sphenoid und erreicht infolgedessen auch spheno-basiläre Gelenkprobleme, sondern man mobilisiert auch die Suturen der Schädelbasis. Erst nach der Dekompression der Schädelbasis kann der Spannungszustand des tent. cerebelli untersucht und behandelt werden.

rectus und dann auf die *falx cerebri* über. In den Raum, der durch die Senkung des tent. cerebelli entsteht, wird neue *CSF* gesaugt. Durch diese Neuverteilung der CSF wird eine weiter verbesserte, neue horizontale Balance erreicht und Mandibula und Temporalia hören bei verminderter Membranspannung auf zu schwingen. Damit ist dieser Therapieteil beendet.

1.16 Die Sphenoid-Kompression und -Dekompression

Für das *tent. cerebelli* im Bereich der Umfassung der *proc. clinoid.* und generell an den *protub. occip. int.* wird (wie oben erwähnt) die Technik der *Sphenoid-Kompression und -Dekompression* angewandt. Das Sphenoid ist ja einer der wichtigsten Knochen für das CSS innerhalb des Craniums. Auch sie besteht aus zwei Teilen.

1.16.1 Dekompression (→ Abb. 28)

Im ersten Teil werden für die Dekompression zwischen Sphenoid und Occiput die Daumen über dem Gewebe an den großen Flügeln des Sphenoids *(alae maj.)* gelegt und die Haut als Kontaktpunkt benutzt, während das Occiput leicht in den Händen gehalten wird. Dann wird ein sanfter Zug gegen die Untersu-

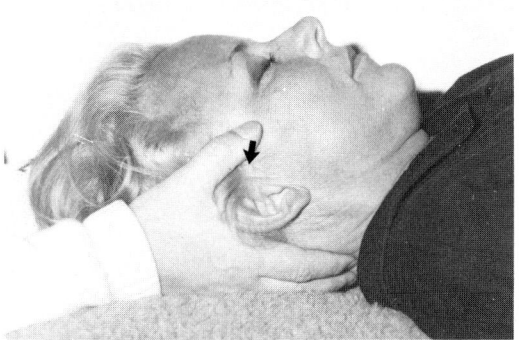

Abb. 28: Handposition für die Sphenoid-Dekompression. Der Pfeil deutet in die Richtung des Zuges, bei nicht-gleitendem Kontakt zwischen Daumen und Haut

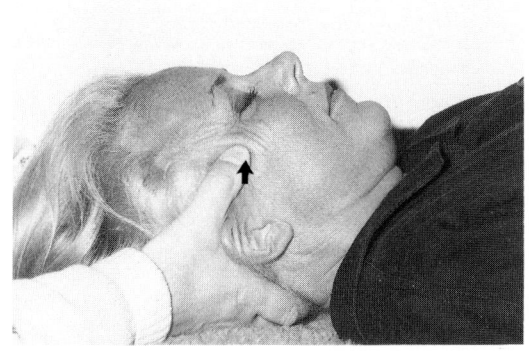

Abb. 29: Handposition für die Sphenoid-Kompression. Der Pfeil zeigt in Richtung der Anhebung des Sphenoids über den großen Flügeln bei dauerndem Hautkontakt

1.16.2 Kompression (→ Abb. 29)

Im zweiten Teil, der *Kompression*, erfolgt die Anhebung des Sphenoids, wodurch die freie Kante des tent. cerebelli angespannt wird. Man hebt das Sphenoid via Hautkontakt über den *alae maj.* so oft, wie man fühlt, daß das *Occiput* noch „schwerer" wird und sich in die Hände des Therapeuten senkt. Geschieht das nicht mehr, hat man den Spenoid dekomprimiert und seine Restriktionen gelöst.

Die meisten Probleme im Kopfbereich treten aufgrund der *Dysfunktionen der ossa temp.*, der *ossa maxillae* und des *Vomer* durch die Beziehung dieser Knochen zum *Sphenoid* und dadurch zur *Schädelbasis* auf und können durch die o. g. zwei Techniken sehr gut therapiert werden. Nach der Behandlung dieser Knochen korrigieren sich die ossa palatinalia, nasalia und zygomatici meist von selbst. Tun sie es nicht, kann man sehr effektiv direkte Techniken anwenden, deren Darstellung den Rahmen dieser Ausführungen sprengen würde.

1.17 Die Läsionen des Sphenoids

Die Sphenoid-Kompressions- und -Dekompressions-Technik (→ Abb. 28 u. 29) braucht man vor allem bei einer Kompression (anterior-posterior) der Schädelbasis (siehe vorne), die sehr häufig vorkommt und extreme unterschiedliche Symptome von Kopf bis Fuß verursachen kann. Das Hauptsymptom ist jedoch die *Depression,* klinisch dann oft falsch als *endogene Depression* diagnostiziert; sie ist auch mitbeteiligt bei *Allergien* und *Autismus.* Ihre Ätiologie ist ebenfalls mannigfaltig; z. B. ein *Trauma* (auch emotional und geburtsbedingt), Entzündungen der dura mater, ein nach anterior blockiertes Coccyx sowie eine *Kompression der Hinterhauptskondylen* (siehe dort).

Eine *laterale Kompression der Schädelbasis* hat ähnliche Symptome, wird aber durch die sogenannte *Ohr-zieh-Technik (ear pull)* (siehe dort) behandelt (→ Abb. 24).

Eine laterale und vertikale Verschiebung *(lateral strain and vertical strain)* des Sphenoids kommt auch häufig vor und kann durch eine Mobilitätsprüfung diagnostiziert werden.

Da die Symptome kaum mit diesen *Läsionen* in Verbindung gebracht werden, will ich sie kurz aufführen (n. *Upledger):* Ist die *laterale Verschiebung* schon seit Geburt vorhanden, kommt es zu Lern- und Leseproblemen, weiterhin findet man oft Persönlichkeitsveränderungen sowie *motorische Augenstörungen (Strabismus)* und starke Kopfschmerzen.

Bei der *vertikalen Verschiebung* kommt es ebenfalls zu starken *Kopfschmerzen, Persönlichkeitsveränderungen* mit starken *Temperamentsausbrüchen* und asozialem Charakter, zu *Allergien, Sinusitiden* und *Augensymptomen.*

Außerdem findet man, je nachdem ob die Verschiebung nach a) oben oder b) unten stattgefunden hat, eine vorgewölbte Stirn (a) bzw. eine fliehende Stirn (b).

Die *Kompression der Schädelbasis* ist auch der dritte Teil der sogenannten *Kompressionstriade,* die man außerdem an L5/S1 und an den *Hinterhauptskondylen* findet. Diese *Triade* ist z. B. in 50% der Fälle bei *Hyperkinetikern* vorhanden und muß dann in einer Sitzung behandelt werden, wodurch man eine schlagartige Beruhigung erreichen kann, falls nicht die anderen 50% *(Nahrungsmittelallergien, Phosphatüberempfindlichkeit)* noch maßgeblich beteiligt sind.

1.18 Das Temporo-mandibuläre Gelenk (TMG)

Da den Zahnarzt besonders das *TMG* interessiert, möchte ich die Diagnose und Therapie seiner Pathologien noch einmal ausführlicher behandeln, obgleich sie mit den Techniken für die *ossa temp.* sich nahezu decken (Wiederholungen sind daber bewußt gemacht). Denn isoliert kann man das TMG ja nicht betrachten: Die Techniken für das TMG korrigieren die *Ungleichgewichte der ossa temp.* zur selben Zeit, wie die TMG-Dysfunktionen selbst behandelt werden.

Zusätzlich darf man auch nicht die *funktionelle Einheit* mit dem Becken vergessen.

Diese beinhaltet ja – da es keine *Einbahnstraßen* im Organismus gibt –, daß TMG-Probleme durch Fehlstellungen des Beckens verursacht sein können, genau wie Beckenprobleme durch TMG-Fehlstellungen und Verspannungen der TMG-Muskulatur bedingt sein können.
Nach *Cross*, Bückeburg, ist das Becken sogar in 80% bei muskulären *TMG-Problemen* im Sinne eines einseitigen *Beckenhochstandes bzw. -tiefstandes* beteiligt, wobei die Beschwerden und Verspannungen am Kiefergelenk i. d. R. auf der *niedrigeren Beckenseite* bestehen.
Dabei ist der *M. masseter,* wie überhaupt die ganze Muskulatur, i. d. R. (ca. 88%) auf der höheren Beckenseite hypotroph, während er bzw. sie auf der tiefer liegenden Beckenseite hypertroph ist. In ca. 70% der Fälle weicht nach *Cross* und *Stute* (Bielefeld) der Unterkiefer zur niedrigeren Beckenseite und damit zum funktionell kürzeren Bein (bzw. blockierten ISG) ab, während er in ca. 30% in Richtung des funktionell längeren Beines abweicht. Die scheinbaren Beinlängenveränderungen haben die Korrespondenz im Zahngebiet, erkennbar am *Stute-Cross*schen Zeichen, d. h. der Ausrichtung der Achsen der OK-Frontzähne zur höher stehenden Beckenseite und der UK-Frontzähne zum ursprünglich blockierten ISG (78% der Fälle).
Auch nach *Bricot,* Marseille, ist das Becken bei scheinbaren, da nur funktionell bedingten Verkürzungen eines Beines im Sinne einer schraubenförmigen *Beckenverwringung* an TMG-pathologien beteiligt. So muß auf die Füße (*Valgus-, Varus-Stellung, Plattfuß* usw.) ebenso geachtet werden, wie auf das Becken.
Das gleiche gilt auch für die *Augen,* die ebenfalls *TMG-Probleme* (muskulär) bedingen können. So ist das TMG oft primär ein *Streßantwortorgan.* (Näheres siehe *W. Schöttl:* Cranio-mandibuläre Regulation). Um die Priorität eines dieser drei Systeme oder überhaupt anderer beteiligter Systeme bei Kiefergelenksproblemen herauszufinden, kann man sich des *Armreflexes* (AR) nach *van Assche* im Rahmen der *Physioenergetik (holistische Kinesiologie)* bedienen (s. *v. Assche:* CSS u. Physioenergetik). Auch andere Verfahren der bioenergetischen (biokybernetischen) Medizin, wie z. B. die *Auriculomedizin,* können für eine *Störfeldsuche* u./o. die Suche nach der *Priorität* verwendet werden.

1.18.1 Diagnose und Therapie

Läßt man unter dem TMG-Aspekt die weitergehenden Behandlungen der Membranen einmal außer acht (sie wurden oben beschrieben), so vereinfachen sich Diagnose und Therapie des TMG (→ Abb. 25 u. 27).

1.18.1.1 Teil I: Cranialer Zug (→ Abb. 25)

Der Patient liegt auf dem Rücken und der Arzt sitzt hinter dem Kopf des Patienten. Die Hände des Arztes liegen leicht über den Seiten des Patientenkopfes, so daß Ohren und ossa temp. durch die Basis der Palmarflächen bedeckt werden, während der TMG mit der Fingerbasis bedeckt und der Mittelfinger unter dem *Angulus* eingehakt wird.
Der beiderseits gleiche, sanfte, cephalwärts gerichtete Zug *(Mandibula-TMG-Traktions-Technik)* wird so lange langsam gesteigert, bis man eine Reaktion oder Änderungen am TMG spürt, wenn das TMG durch den Zug impaktiert wird. Erfolgt diese *Impaktierung* in der *fossa mandibularis,* wird die Mandibula in der Regel anterior-posterior oder lateral schwingen als Zeichen, daß der *Balancierungsprozeß* einsetzt. Diesen Bewegungen folgt man, ohne Widerstand zu leisten, während man die Traktion fortsetzt. Mit dem Ende des Balancierungsprozesses hört auch die laterale oder anterior-posteriore Bewegung auf. Schließlich spürt man unter dem fortgesetzten Zug eine cephalwärts gerichtete Bewegung der ossa temp. beiderseits mit darauffolgender Lösung der suturae temporoparietales und einem Seitwärtsgleiten der squamae temporales.
Dieses Phänomen der *Lateralbewegung der squamae* fühlt man gut, da eine Abscherung der *sut. temporo-parietales* in dem Moment erfolgt, in dem die lateralen Ränder der ossa parietalia auch nach cephalwärts wandern wollen. Da diese cephalwärts gerichtete Bewegung der *ossa partietalia* jedoch durch die *falx*

cerebri (besonders bei Restriktionen dort) behindert wird, werden auch die *ossa parietalia* in eine *externe Rotation* gebracht. Während dieses ganzen Vorganges ziehen die ossa temp. am *tentor. cerebelli*, das in dem Moment wie ein Diaphragma arbeitet: Durch den *membranösen Zug* ändert sich der Flüssigkeitsdruck der CSF im Cranium. So spürt man während der Palpation nicht nur eine gewisse *Flüssigkeitsbewegung* aufgrund der Lageveränderung der Membranen, sondern auch eine Ausbalancierung und Harmonisierung. Während sich die *ossa temp.* in viele Richtungen korrigieren und balancieren, soll man unter weiterem Zug cephalwärts allen dabei auftretenden Bewegungen folgen, bis ein gewisser *Stillpunkt* erreicht ist. Dieser zeigt das Ende der ersten Phase der Technik an.

1.18.1.2 Teil II: Caudaler Zug (→ Abb. 27)

Als nächstes (2. Phase) erfolgt die caudalwärts gerichtete Traktion der Mandibula. Dabei übt man gerade soviel Kraft (ca. 5–10 g) auf die Haut über dem *Angulus* aus, daß der fortgesetzte Zug auf die Haut auf den Unterkiefer übertragen wird. Als erstes dekomprimiert sich dabei das TMG beiderseits und erreicht eine gewisse Balance. Dann gehen als Antwort darauf die *ossa temp.* nach caudal. Das aktiviert wiederum die Dura im Sinne eines Diaphragmas mit der entsprechenden Druckänderung und Bewegung der CSF. Schließlich löst sich die *sut. temporoparietal.* beiderseits und schert in die umgekehrte Richtung aus, wie vorher beim ersten Teil. Auch hier zieht man solange nach caudal, bis wieder ein Stillpunkt erreicht ist und eine Ausbalancierung erfolgt.
Jetzt kann man auch verstehen, warum das eine wahrhaft *holistische Technik* für das CSS und alles, was es beeinflußt, ist, denn man hat nicht nur das TMG beiderseits effektiv behandelt, sondern auch noch die Probleme der ossa temp. korrigiert, die Parietalknochen teilweise mobilisiert, den *cranio-sakralen Flüssigkeitsaustausch* im Schädelgewölbe angefacht und die Dura ausbalanciert.

Andere Techniken für das TMG, wie z. B. die *automatische-osteopathische-Repositions-Technik (AORT)*, die auch an allen anderen Gelenken angewendet werden kann, möchte ich nur erwähnen, da sie auf einem anderen Konzept als dem der CST beruhen.

1.19 Chronische Flexions- und Extensionsprobleme

Werden Läsionen chronisch, so findet man typische Beschwerden: Zu *chronischen Flexions-Läsionen* (→ Abb. 8a) des Kopfes, die mit einem Breiter- und Kürzerwerden einhergehen, gehören extern rotierte Körper mit typisch nach außen rotierten Extremitäten: dies ist zu finden bei Becken- und lumbosakraler Instabilität, muskuloskelettalen Systemproblemen, endokrinen Dysfunktionen, rezidivierenden Sinusitiden, nasalen Allergien, lästigen aber auch selten starken Kopfschmerzen *(Upledger)*.
Bei *chronischen Extensions-Läsionen* (→ Abb. 8b), die mit einem Länger- und Schmalerwerden des Kopfes einhergehen, findet man intern rotierte Körper, und die Extremitäten sind typisch nach innen rotiert. Die Symptome dabei sind: Ernste Kopfschmerzen und *Migräne* (kombiniert mit Dysfunktionen der ossa temp.); weniger oft findet man endokrine und neuro-muskulo-skelettale Probleme *(Upledger)*.

1.20 Behandlungstechniken für die Suturen (und Membranen)

Es wurde erwähnt, daß man vor der *Mobilisierung der Duralmembranen* die knöchernen *suturalen Restriktionen* am Cranium beseitigen muß (obwohl es ein fließender Übergang ist). Dazu dienen neben den o. g. Techniken (Mandibula-TMG-Traktion, Sphenoid-Kompression und -Dekompression) auch die schon erwähnten Techniken der Anhebung des os front. (Frontal-Lift oder Frontal-Anhebung) und der ossa parietalia (Parietal-Lift bzw. Parietal-Anhebung), sowie die sogenannte *V-Spreiztechnik* (auch Dirigieren von Energie genannt), die noch einer näheren Beschreibung bedürfen. Alle Techniken enden schließlich in der Behandlung der Duralmembranen.

1.20.1 Anhebung des os frontale (Frontal-Lift) mit Traktion (→ Abb. 30)

Bei der *Frontal-Anhebung* mit *Traktion* liegt der Mittel- oder Ringfinger jeweils seitlich am os front., während die *Palmarfläche* und der Daumen vor der *sut. coronalis* und dem *Bregma* (Verbindungsstelle zwischen sut. coronalis und sagittalis) liegen. Dann übt man leichten Zug *(Traktion)* aus und nimmt zuerst die knöcherne Resistenz der Suturen wahr. Sind diese gelöst, fühlt man eine *elastische Resistenz der Membranspannung* (falx cerebri) bis diese schließlich in eine viskose Qualität übergeht. Man muß das *os frontale* so lange halten, bis es „schwebt" und die *viskose (plastische) Resistenz* nicht mehr die Tendenz hat, in den elastischen Zustand zurückzuprallen.
Wie bei allen *Suturen-Restriktionen* kann man die Technik durch tiefes Einatmen und möglichst langes Atemanhalten unterstützen.

1.20.2 Anhebung des os parietale (Parietal-Lift) (→ Abb. 31)

Bei der *Parietal-Anhebung* ist es wichtig, daß die Fingerspitzen richtig liegen: Sie müssen *hinter* der *sut. coronalis* und *oberhalb* der *sut. temporo-parietalis* liegen.
Zunächst (erster Teil) wird durch sehr leichten Druck beiderseits nach medial eine *Kompression der ossa pariet.* erreicht; den Druck muß man solange fortsetzen, bis man die Lösung der Nähte spürt und die beiden Parietale auf den Therapeuten zuzuschweben scheinen. Dabei muß darauf geachtet werden, daß der Therapeut allen Bewegungen der Scheitelbeinknochen folgt. Nach erfolgter Lösung der Suturen nimmt man die Hände weg und wartet ca. 30 Sekunden. Dann erfolgt die *Traktion* (zweiter Teil) cephalwärts, die man solange fortsetzt, bis man den *elastischen Widerstand* der Duralmembranen spürt. Während der sanften Fortsetzung der Traktion „wandert"

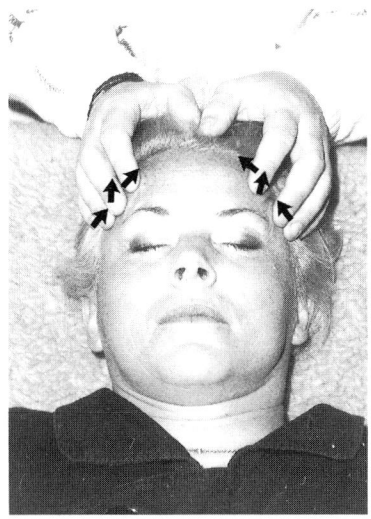

Abb. 30: Anhebung des os frontale (Frontal-Lift) mit Traktion (Erklärung s. Text)

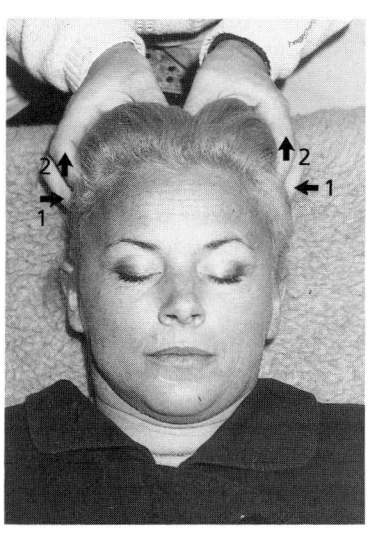

Abb. 31: Anhebung des os parietale (Parietal-Lift) mit Traktion
1. Teil: leichte Kompression nach medial
2. Teil: Traktion cephalwärts
(Erklärung s. Text)

die Entspannung durch die *falx cerebri* bis zum *sinus rectus*. An diesem Punkt erscheint oft eine horizontale (transversale) Ausbalancierung des *tent. cerebelli*, deren Bewegungen

1.20 Behandlungstechniken für die Suturen (und Membranen)

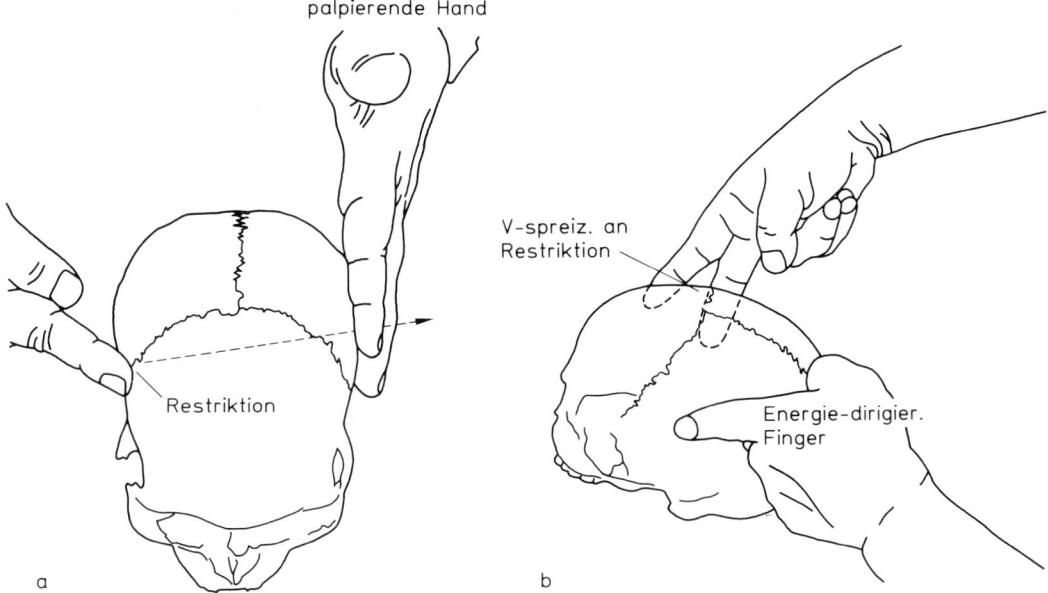

Abb. 32a, b: Die V-Spreiz-Technik oder das Dirigieren von Energie (Erklärung s. Text) nach *Upledger*

der Therapeut wieder folgen soll, ohne jedoch den Zug zu unterbrechen.
Danach, d.h. nach Lösung der Spannungen der Suturen, der falx cerebri, des sinus rectus und tent. cerebelli, wird die Traktionskraft in die falx cerebelli und schließlich zum *for. magnum* übertragen. Bei der Entspannung der *falx cerebelli* scheinen die Parietalknochen noch weiter cephalwärts zu schweben.

1.20.3 Die V-Spreiz-Technik oder das Dirigieren von Energie (→ Abb. 32)

Bewußt als letzte Technik möchte ich die *V-Spreiz-Technik* darstellen, da sie in ihrer Wirkungsweise am schwersten zu verstehen ist und dem normalen, rein naturwissenschaftlich ausgebildeten Therapeuten nicht nur obskur erscheint, sondern vielleicht sogar unglaubwürdig. Aber sie funktioniert und *jeder* kann sie anwenden. Die einzige Begrenzung liegt in der eigenen *Vorstellungskraft*.
Die V-Spreiz-Technik ist ein sehr mächtiges Werkzeug für *suturale* und *membranöse Restriktionen* (Abb. 32).

Sie wurde zuerst von *Dr. Sutherland* beschrieben und angewandt: Er legte einen Finger auf eine gefundene suturale Restriktion und suchte auf der gegenüberliegenden Kopfseite solange, bis er einen sogenannten *therapeutischen Puls* (ca. 60–70 mal pro Minute) spürte (Abb. 32a). Dorthin legte er einen Finger der zweiten Hand und spreizte an der *Restriktionsstelle* mit zwei Fingern ein V (Abb. 32b). Dann stellte er sich vor, daß seine Hände Elektroden seien und sandte mit Hilfe seiner Vorstellungskraft Energie von dem einen Finger der einen Hand zu der Restriktionsstelle, wo er mit den beiden Fingern der anderen Hand das V gespreizt hatte. Deshalb wird die Technik auch *Dirigieren von Energie* genannt. *Sutherland* meinte noch, zwischen den beiden Händen müßte *CSF* sein. *Upledger* jedoch fand heraus, daß man die V-Spreiz-Technik überall am Körper anwenden kann, d.h. daß man überall Energie hinschicken kann. Man kann statt von Dirigieren auch von *Lenken* oder *Richten von Energie* sprechen. Man dirigiert solange Energie, bis das An- und Abschwellen des therapeutischen Pulses aufhört, bemerkbar daran, daß das Gewebe bzw. die *Restriktion* sich entspannt, löst.

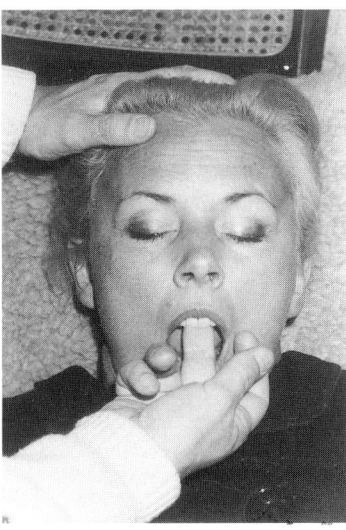

Abb. 33: Die V-Spreiz-Technik an der sutura coronalis (Erklärung s. Text)

1.20.3.1 V-Spreiz-Technik an der sutura coronalis (→ Abb. 33)

Für starke *subcoronale Durarestriktionen*, die man vor allem bei *Spastikern* findet, ist die V-Spreiz-Technik besonders wirksam: Dabei legt der Therapeut einen Finger der einen Hand, der auf die *Restriktion* deutet und als *Sendefinger* fungiert, in den Mund des Patienten, während die zwei Finger der anderen Hand ca. 1 cm von und parallel zu dem betroffenen Teil der *sut. coronalis* gespreizt werden. Diese Prozedur wird solange durchgeführt, bis die gewünschte Entspannung eintritt.

1.20.3.2 V-Spreiz-Technik an der falx cerebri (→ Abb. 34)

Speziell für die *Restriktionen der falx cerebri* stellt sich die Technik so dar: Zwei Finger einer Hand liegen im Abstand von ca. 1 bis 1 1/2 cm gespreizt an beiden Seiten über der Stirn am Ansatz der falx. Die Fingerkuppen befinden sich dabei über dem *os nasale* und die Basis der Hand nahe der *sut. coronalis*. Ein Finger der anderen Hand liegt an der Mitte des Hinterkopfes in Höhe der *protub. occip. externa*. Dann sendet man solange durch Imagination Energie von hinten nach vorne durch die *falx*

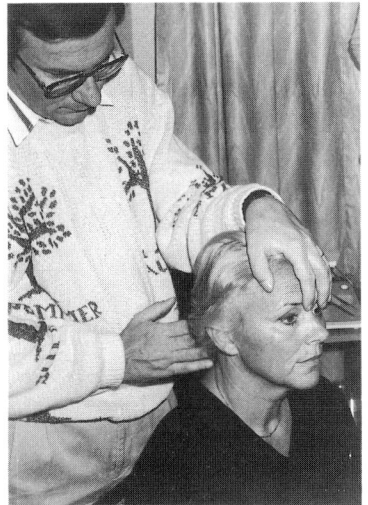

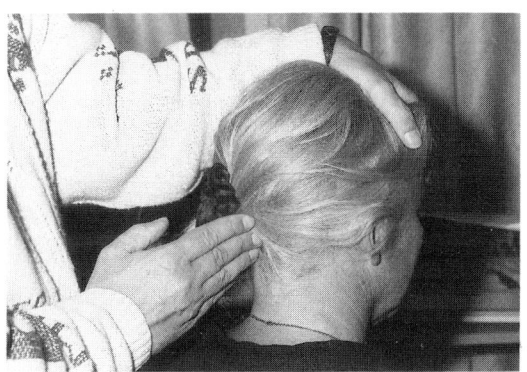

Abb. 34: Die V-Spreiz-Technik an der falx cerebri. Oben: Lage der einen Hand auf der Stirn. Unten: Fingerstellung dorsal in Höhe der protub. occ. externa

cerebri, bis der *therapeutische Puls* spürbar ist und das *os frontale* nach anterior schwebt. Dabei folgt man allen möglichen Bewegungen.

1.21 10-Stufen-Protokoll nach *Upledger*

Zum Schluß möchte ich noch einmal die Reihenfolge der Techniken auflisten, in der man sie am besten anwendet, um möglichst viel zu erreichen (jeweils mit vorheriger Diagnose natürlich). *Upledger* nennt es ein *10-Stufen-Protokoll*, das man immer anwenden kann, ohne dem Patienten zu schaden. Die weitergehenden speziellen Techniken für einzelne Knochen können gerade für den Anfänger Reaktionen auslösen, die er dann aufgrund seiner Ausbildung nicht mehr korrigieren kann. Deshalb sind sie hier nicht aufgeführt.

1. Stillpunktinduktion (CV4)
2. Diaphragmata-Entspannung (Becken, Zwerchfell, Brustkorbeingang, Occiput)
3. Frontal-Anhebung (Lift) und Traktion[1]
4. Parietal-Anhebung (Lift) und Traktion[1]
5. Sphenoid-Kompression und Dekompression[1]
6. Ohr-zieh-Technik
7. Finger-im-Ohr-Technik
8. Duralohr-Zug (Traktion)
9. Mandibula-TMG-Traktions-Technik
10. Stillpunktinduktion (CV4)

Statt der Stillpunktinduktion kann – wie oben erwähnt – jeweils auch die venöse Sinus-Technik angewandt werden.

1.22 Schluß

Im übrigen möchte ich darauf hinweisen (siehe *Rossaint:* Ganzheitliche Zahnheilkunde), daß in der Kinesiologie und Physioenergetik der *Screening-Punkt für die craniale Osteopathie* der Akupunktur-Punkt GG20 ist, über den man eine Läsion ermitteln kann. TMG und Occiput müssen jedoch separat untersucht werden, da sie in dem Screening-Punkt nicht enthalten sind. Die einzelnen Komponenten des Systems, zum Beispiel Suturen, Coccyx, Mandibula usw. können dann separat auf eine Pathologie hin überprüft und bei Bedarf behandelt werden.
Die *CST* kann einmal als eigene separate Untersuchungs- und Behandlungstechnik angesehen werden, zum anderen kann sie in der ganzheitlichen Medizin und Zahnmedizin bei auftretenden Problemen in Teilbereichen angewandt werden.
Immer jedoch ist sie eine holistische Technik, die nicht nur Symptome behandelt, sondern den ganzen Menschen erfaßt.

1.23 Literatur

Blood, S. D.: The craniosacral mechanism and the temporomandibular joint. J. Am. Osteopath. Assoc. 86 (512–519), 1986

Brookes, D.: Lectures on cranial osteopathy. Thorsons Publishers Limited Wellingborough, Northampton 1981

Char, J. K.: Holistic Dentistry, Vol. 1, 1980

Eversaul, G.: Dental Kinesiology, Eigenverlag 1980

Gehin, A.: Atlas of Manipulative Techniques for the Cranium and Face, Second Printing 1987, Eastland Press, Seattle

Gelb, H.: Clinical management of head, neck and TMJ pain and dysfunction, Saunders company, London 1977

Lay, E. M.: The osteopathic management of temporomandibular joint dysfunction. in: Gelb, H.: Clinical management..., 1977

Lechner, H.: Dysgnathische Hypophysenstörungen. BZM 4/1986

Lippincott, H. A.: The osteopathic technique of Wm. G. Sutherland, D. O., AAO Yearbook 1949, reprinted in AAO Yearbook 1964

Magoun, H. J.: Osteopathy in the cranial Field, 3rd edition 1976, Kirksville Missouri

Magoun, H. J.: The temporal bone: trouble maker in the head, J. Am. Osteopath. Assoc. 73 (815–835), 1974

Magoun, H. J.: Dental equilibration and osteopathy, J. Am. Osteopath. Assoc. 74 (981–991), 1975

Morgan/House, (Hrsg): Das Kiefergelenk und seine Erkrankungen, Quintessenz Verlag, Berlin 1989

Retzlaff, E. W., Mitchell, F. L. jr. (Eds.): The cranium and its sutures. Springer Verlag, Heidelberg 1987

Rossaint, A. L.: Ganzheitliche Zahnheilkunde. Haug Verlag, 3. Auflage 1991 Heidelberg

---

[1] V-Spreiz-Technik bei Bedarf.

Rossaint, A. L.: Kinesiologie und Physioenergetik in der ganzheitlichen Zahnheilkunde, insbesondere in der Kieferorthopädie. BZM 2/1987

Rossaint, A. L.: Das Analogiedenken in der Zahnheilkunde, insbesondere in der Prothetik und konservierenden Zahnheilkunde. BZM 1/1989

Schöttl, W. R.: Die muskelgeführte, zentrische Lage des Unterkiefers (MZP). BZM 3/1988

Schöttl, W. R.: Cranio mandibuläre Regulation, Hüthig Verlag Heidelberg 1991

Stute, W., Cross, L., Siebert, G.: Craniomandibuläre Disorder bei gesamtkörperlicher Fehlstatik und -dynamik (Vortrag auf der AGF-Jahrestagung 1989 in Bad Nauheim)

Sutherland, Wm. G.: The Cranial Bowl, Mankato: Free Press Co., 1939

Upledger, J. E., Vredevoogd J. D.: Craniosacral Therapy. Eastland Press Seattle 1983

Upledger, J. E.: Craniosacral Therapy II. Beyond the Dura. Eastland Press Seattle 1987

Upledger, J. E., Vredevoogd, J. D.: Lehrbuch der Kraniosakral-Therapie, Haug Verlag Heidelberg 1991

2 Cranio-sakrale Therapie und Physioenergetik

Raphael van Assche

Für Margot

2.1 Vorbemerkung

Die Muskulatur ist nicht nur für Statik und Bewegung verantwortlich; sie dient auch als Spiegel und zur Darstellung des Unbewußten. Sie gibt uns die Möglichkeit, Informationen abzufragen und therapeutisch umzusetzen. Der unmittelbare Zugang zu diesen Informationen über die Muskulatur ermöglicht es dem Therapeuten, den Menschen in allen Ebenen seines „SEINS" zu erfassen und zur Ganzheit zu führen.

2.2 Was ist Physioenergetik (PE)?

Die *Physioenergetik* ist ein Diagnose- und Therapiesystem, das als Grundidee die Einheit von Körper *(Physis)*, Geist *(Energie)* und Seele *(Information)* hat.

Physis	Körper	Materie
Energie	Leben	Geist
Information	Seele	Bewußtsein

Es ist also ein System, das ganzheitlich – „holistisch" angelegt ist. Daher auch der andere Name für Physioenergetik: *holistische Kinesiologie*.
Es wird dabei an den Körper die Frage gestellt: „Was möchtest Du, daß ich tue?" Daraus entsteht mit Hilfe von bestimmten Körperreaktionen *(Reflexen)* und *Muskeltests* ein Frage-Antwortspiel zwischen dem Therapeuten und dem Körper des Patienten, aus dem klare Informationen über Krankheitsursachen, Kausalzusammenhänge und indizierte Therapien resultieren.
Vor allem ist es auch möglich, Störungen aufzudecken, noch bevor sie zu Symptomen führen, also im Sinne einer echten *Prophylaxe* zu behandeln.
Verschiedene Ansätze arbeiten mit diesem Prinzip der Körperreaktionen auf bestimmte Reize.
„Zufälligerweise" entstanden die meisten dieser Methoden in den 60er Jahren, unabhängig voneinander sowohl in verschiedenen Teilen Europas als auch in Amerika.
Um nur einige wichtige zu nennen:

– *Elektro-Akupunktur nach Voll*
– *Muskeltests nach Goodheart*
– *Auriculotherapie nach Nogier*
– *Pupillendiagnostik nach Bourdiol*

Was nun die Physioenergetik tut, ist, die Parallelen zwischen den verschiedenen Methoden herauszuarbeiten und daraus eine *Synthese,* ein eigenes System zu entwickeln. Schrittweise führt uns der Körper selbst zu den vorliegenden Pathologien, indem er die *Prioritäten* zum individuell richtigen Zeitpunkt anzeigt und bei Vorliegen einer *primären Läsion* die Möglichkeit gibt, diese zu erkennen.
Näher eingehen möchte ich hier auf die Methode von *Goodheart*, einem amerikanischen Chiropraktiker, der in den 60er Jahren die Zusammenhänge zwischen der Kraft bestimmter Muskeln und Pathologien im aku-

punkturmäßig zugeordneten Organ oder Funktionskreis fand.

Der aktuelle Anlaß für den Beginn seiner Untersuchungen war der, daß ein Patient mit einer schweren Funktionsstörung der Schulter in seine Praxis kam. Er konnte mit einem Arm keinen Druck nach vorne ausüben, das *Schulterblatt* stand am medialen Rand stark ab. Der Patient hatte diese Beschwerden schon seit mehr als 15 Jahren. „Zufälligerweise" hatte *Goodheart* gerade das Buch von *H. O. Kendall* „Muscle testing and function" gelesen und erinnerte sich, daß der Muskel, der den medialen Rand des Schulterblattes mit dem Thorax verbindet, der *Musculus serratus anterior* ist (zusammen mit dem *M. rhomboid.* und dem *M. trapezius medius*). Er führte den Test für den M. serrat. anterior wie im Buch beschrieben durch und konstatierte, daß dieser Muskel schwach war.

Als er nach den Ursachen für diese *Muskelschwäche* suchte, begann er zuerst mit der Palpation des Ansatzes des Muskels an den Rippen und fand dort eine Vielzahl von kleinen Knötchen. Naheliegend war der Gedanke, diese Knötchen zu massieren, wobei er beobachten konnte, daß sie rasch kleiner wurden.

Bei der Wiederholung des Muskeltests war der Muskel viel stärker, und die Schmerzen des Patienten hatten abgenommen. Die *Scapula* befand sich wieder in normaler Position. Zum Erstaunen von *Goodheart* blieb der Muskel auch bei allen folgenden Konsultationen stark.

Dieser überraschende Erfolg veranlaßte ihn dazu, immer mehr mit Muskeltests zu arbeiten, und die schwachen Muskeln durch kurze Massage der Ansätze zu stärken. Es handelte sich also nicht um Stärkung der Muskulatur durch Übung (Training), sondern durch eine spezifische Information über die *Golgi-Rezeptoren*.

Nach vielen durchgeführten Tests sah er, daß die Übertragung dieser Information nicht nur über das Nervensystem gehen konnte, sondern auch über andere Systeme, wie das *Meridian-System* der Akupunktur. An diesem Punkt stellte er auch die Zusammenhänge zwischen krankhaften Zuständen, Meridianen und schwachen Muskeln her.

Eine seiner Beobachtungen war z. B., daß Patienten mit einer *Nierenfunktionsstörung* sehr häufig auch einen schwachen *M. psoas* hatten. Die zweite grundsätzliche Überlegung war die,

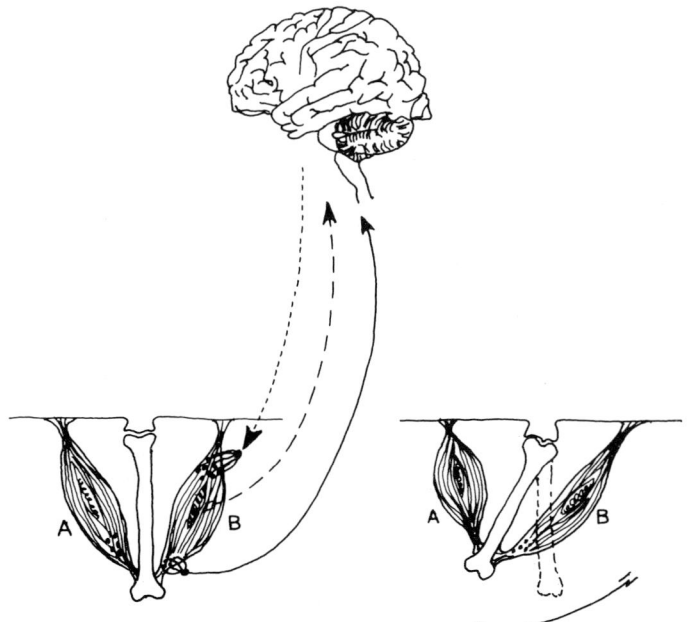

Abb. 35:
Gelenk neutral
Beide Muskeln (A und B)
Tonus gleich

Gelenksdysfunktion =
A hyperton
B hypoton

daß sich bisher die meisten Studien mit den *hypertonen Muskeln* befaßt hatten, die die Symptomatik verursachten (Tendinitis, Bursitis, etc.), ohne in Betracht zu ziehen, daß der spastische Muskel auch die *Kompensation* des schwachen Muskels sein konnte, und daß diese *Dysharmonie* der Antagonisten ein häufiger Grund für *Gelenksdysfunktionen* war (Abb. 35).

Dieses System von *Goodheart* erlernte ich in Amerika und wendete es in meiner Praxis in Verbindung mit der *Akupunktur* und der *Osteopathie* an. Allerdings mit wechselnden Erfolgen.

Bis zu dem Zeitpunkt, wo ich durch Zufall ein neues Phänomen entdeckte:

Eine Dame kam zu mir in die Praxis mit einer schweren *Lumbago* (sie konnte sich nur teilweise aufrichten) und erzählte mir, daß sie während der Gartenarbeit von ihrem Mann zum Telefon gerufen worden war, und daß sie beim plötzlichen Aufstehen aus der gebückten Haltung einen stechenden Schmerz in der Lendengegend gespürt hatte. Alles sprach für einen *Hypertonus des M. psoas*. Eine der Techniken der Untersuchung einer solchen Verkürzung besteht darin, den Patienten in Rückenlage mit den Armen gerade nach hinten gestreckt, die Handinnenflächen zueinander gedreht, an den Armen kräftig nach oben zu ziehen. Erscheint ein Arm kürzer, so ist dies die Seite des hypertonen Muskels. Es war allerdings eine sehr gesprächige Dame, was für mich die korrekte Durchführung des Testes erschwerte.

Plötzlich bemerkte ich, (ich hatte die Arme etwas locker gelassen), daß während ihrer Geschichte die Verkürzung des Armes bei der Nennung einer bestimmten Person der Familie wieder ausgeglichen wurde. Da ich die Familie gut kannte, führte ich durch mehrmaliges Nachfragen dieselbe Situation wieder herbei, und konnte so wiederholt den Effekt verifizieren: Nur bei dieser einen Person wurden die Armlängen gleich, was deutlich machte, daß ein Zusammenhang zwischen der *Muskelverkürzung* und der *emotionalen Beziehung* zu dieser Person bestand. Das plötzliche Aufrichten während der Gartenarbeit war nur der Auslöser gewesen.

Dieses Phänomen des Zusammenhangs von *Muskeltonus* und nicht verarbeiteten Emotionen ist in der Literatur schon mehrmals beschrieben, wie z. B. von *W. Reich, A. Lowen, G. Alexander, Glaser* und vielen anderen.

Wie ich in meinen darauf folgenden zahlreichen Versuchen feststellte, sind die emotionellen Informationen ein kleiner, wenn auch besonders wichtiger Teil der möglichen Informationen, die ein solches Phänomen auslösen können.

Die *scheinbare Veränderung der Armlänge* ist dabei ein Ausdruck des ganzen Körpers, der auf verschiedene Reize, wie z. B. auf Berührung von in der *Kinesiologie* bekannten *Reflexpunkten* des Vitamin- und Mineralhaushaltes, von *Organ-Reflexpunkten* oder von *Schädelstrukturen* reagiert. Und zwar durch Verkürzung nicht nur eines Muskels, sondern ganzer Muskelketten. Da es sich hierbei eindeutig um einen Reflex handelt, haben wir die Bezeichnung „*Armlängenreflex*' (AR) gewählt.

Später führten wir dann Vergleichs-Untersuchungen verschiedener Methoden *(Nogier, Goodheart, AR)* durch, wobei immer ähnliche Resultate erzielt wurden, jedoch der AR die sicherere, weil besser objektivierbare und auch leichter erlernbare Methode war.

Sehr bald stellte ich auch fest, daß ich bessere Ergebnisse erzielen konnte, wenn die *Muskelketten* nicht maximal, sondern nur etwa bis zur Hälfte gedehnt wurden, verbunden mit einer geringen *Außen-Rotation der Arme*. Dadurch können wir die Regulationsfähigkeit des Körpers bei einem gleichzeitig gesetzten Reiz wesentlich besser erkennen.

In der Praxis lassen wir den Patienten in Rückenlage die Arme nach hinten über den Kopf strecken, fassen die Hände locker mit leichter Außenrotation und leichtem Zug und beobachten die Reaktion. Genaueres zur technischen Durchführung folgt in einem späteren Kapitel.

2.2.1 Der Armlängenreflex (AR)

Der *AR* ist also ein *Muskelreflex*, bei dem wir eine scheinbare Veränderung der Armlänge beobachten können. Der Reflex kommt zustande, wenn der *Muskeltonus* der linken und rechten Körperseite verschieden auf eine Information reagiert.

Die Erklärungen für dieses Phänomen beschränken sich zum jetzigen Zeitpunkt noch auf Hypothesen, die durch systematische Versuche schrittweise überprüft werden.
Folgendes Denkmodell kann als Grundlage dienen:
In der Einheit jedes Individuums mit Natur und Umwelt treffen jeden Moment unzählige *Informationen* (chemische, elektromagnetische, mechanische, thermische, emotionelle, etc.) auf den Körper, seine Sinnesorgane und das Zentralnervensystem. In der Folge wird zwischen nützlichen und schädlichen Informationen unterschieden – und, je nachdem, diese Information fascilitiert (verstärkt und weitergeleitet) oder inhibirt. Im letzteren Fall bestehen wieder zwei Möglichkeiten:

– entweder reichen *lokale Maßnahmen* zur Neutralisierung des Reizes aus (z. B. hohe Temperatur – Schwitzen),
– oder es erfolgt ein *Hilferuf* an den ganzen Körper, der somit in „*Streß*" versetzt wird und sich adaptieren muß *(Generelles Adaptations-Syndrom nach H. Selye).* Die äußerlich sichtbare Reaktion ist der AR.

Ganz offensichtlich reagieren die *Körperhälften* verschieden, nicht mehr als Einheit, was natürlich ein dysharmonischer Zustand ist. Wie kann es dazu kommen? Unsere Überlegungen können durch ein *Denkmodell* unterstützt werden, in dem wir die Parallelen sehen zwischen unserem *Nervensystem* und einem *Computer;* es scheint sogar, als hätte der Mensch hier eine Kopie seines eigenen Körpers geschaffen (dieselbe Beziehung läßt sich auch bei Auge und Photoapparat, bei Ohr und Mikrophon herstellen).
Das *ZNS*, die *CPU*, besteht aus zwei „Hauptcomputern", der rechten und linken Gehirnhemisphäre.
Die *linke Hemisphäre* korrespondiert mehr mit dem logischen Denken, dem Wechselspiel von Ursache und Wirkung, der Analyse, während das *rechte Gehirn* mehr analog, simul-

Nervensystem	Computer
sensorielle Organe Proprioceptoren	Input-System
ZNS	CPU
Erfolgsorgane Muskulatur Haut Gefäße	Output-System

tan, symbolisch und synthetisch arbeitet. Nach westlichen Begriffen ist die linke Hemisphäre vorwiegend sympathikoton, die *rechte Hemisphäre* parasympathikoton.

rechte Hemisphäre	linke Hemisphäre
analog synthetisch simultan parasympathisch Empfänger	logisch Ursache–Wirkung Analyse sympathisch Sender

Trotz dieser *Polarität* müssen die beiden Gehirnhälften im Normalzusatnd als Einheit reagieren, was nur durch ein perfekt funktionierendes, ergänzendes *Zusammenspiel* möglich ist.
In der chinesischen Philosophie existiert dieses Prinzip der Polarität in Form von *Yin* und *Yang* als *Urprinzip* jeden „Seins" seit mehreren tausend Jahren. Die Harmonie des Wechselspiels dieser beiden Kräfte ist der angestrebte Zustand.
Seit *Fu Hi* ist folgende Symbolik gebräuchlich:

Yin ▬▬ ▬▬ (unterbrochene Linie)
Yang ▬▬▬▬▬ (einheitliche Linie)

Das heißt, im Yin ist die Verbindung getrennt, die sich im Yang zur Einheit schließt. In der Elektrizität wäre Yin analog zur unterbrochenen Stromlinie *("Off")* und Yang zur durchgehenden Stromlinie *("On")*. Umgesetzt auf unser *Computer-Denkmodell* entspricht das *Yang-Prinzip* einer *Integration der Hemisphären* („eingeschaltet"), bei der kein AR besteht. Das *Yin-Prinzip* entspricht der *Desintegration* („ausgeschaltet"), bei der der AR auftritt.

Yin	Yang
Das Zusammengesetzte	Das Eine
Das Teilbare	Das Unteilbare
Das Passive	Das Aktive
Desintegration	Integration
Ausgeschaltet	Eingeschaltet
„Off"	„On"
AR	kein AR

Die wichtigsten Zentren der Links-Rechts-Integration sind die *Kommissuren*, das *corpus callosum* und die *Chakren*.
Der Ausdruck der funktionierenden Integration ist der im ganzen Körper gleiche *Grundtonus* (*Eutonie* nach *Alexander*); in diesem Zustand ist auch der *Tonus der Muskelketten* rechts und links integriert und somit gleich.
Schon am Grundtonus kann man also sehen, ob eine Integration oder Desintegration besteht.
Zur besseren Sichtbarmachung einer Reaktion verwenden wir dann den leichten Zug an den Armen, da aus der *Neurophysiologie* bekannt ist, daß es bei passiver Dehnung eines Muskels zu einer *reflektorischen Kontraktion* dieses Muskels kommt (Aktivierung der *Spindelzellen – Reflexbogen-Aktivierung* der *motorischen Endplatte*).
So wird verständlich, daß sich bei Dehnung einer Muskelkette die ganze *Muskelkette* kontrahiert.
Wenn nun auf eine bestimmte Information hin die Muskelketten der linken und rechten Körperseite verschieden reagieren, wird klar, daß die Integration von links und rechts verloren gegangen ist. Um nun ein Beispiel aus der *Cranial-osteopathie* zu nennen:

Drückt man auf die *sutura coronalis* oder zieht man sie auseinander, so sollte es bei funktionierender *Adaptation* keine Reaktion (= keinen AR) geben. Erhalten wir allerdings einen AR, so wissen wir, daß ein pathologischer Zustand an dieser Stelle vorliegt.
Der *AR* ist also

– ein *Biofeedback-System*,
– die *Stimme der Autoregulation*.

Kontrolle der Testfähigkeit

Es ist ein in der Kinesiologie und anderen Methoden bekanntes Phänomen, daß es bei manchen Tests zu inkonstanten, sogar *paradoxen Ergebnissen* kommt (Muskeln, die stark waren, werden plötzlich ohne erkennbare Ursache schwach).
Goodheart nannte dies ursprünglich *„Switching"*, da es zumeist bei Patienten vorkam, die eine schlechte *Integration* zwischen ihrer rechten und linken Seite hatten. Sie zeigten einen schwachen Muskel auf der nicht erwarteten Seite. Später bemerkte er dann, daß viele andere Ursachen den *optimalen Testverlauf* behindern können, wie z. B.:

– schlechte *Synchronisation* der *Oculomotoren*,
– schlechte Integration der *Kopfrotatoren*,
– andere *Koordinations-Störungen*.

Darum nannte er dieses Phänomen später *„neurologische Dysorganisation"* (Abb. 36).

In unserem Computermodell ist die Dysorganisation Ausdruck eines schlecht funktionierenden Biocomputers. Er verliert zuviel an Arbeitskapazität und der Speicher ist mit nicht verarbeiteten Informationen überfüllt (z. B. die Stirnhöhlen als chronisches Störfeld, Dysfunktion der 1. Rippe in Inspiration oder unterdrückte Aggressionen).
Man unterscheidet im wesentlichen 3 Arten von Dysorganisation:

1. Die Information wird umgedreht, d. h. es wird z. B. zwischen links und rechts verwechselt.
2. Eine andere Form ist die Isolation; hier kann die Information im normalen Testvorgang

nicht gefunden werden, z. B. ist trotz eines klinisch diagnostizierten hepatischen Problems der AR bei CL Leber negativ.
3. Bei der Segmentation wird die pathologische Information in verschiedene Körperbereiche aufgesplittert.

Symptomatik der Dysorganisation:

- *Ungeschicktheit,*
- *schlechtes Körpergefühl,*
- empfindlich für *Streß,*
- befolgt Anweisungen meist verkehrt,
- *Dyslexie,*
- Schwierigkeiten, sich auszudrücken,
- schlechte *Konzentration.*

Besitzt ein Patient eine solche Dysorganisation und wird sie nicht erkannt, kommt es zu falschen Testergebnissen. Daher muß zuerst nach einer solchen Dysorganisation gesucht werden.

2.2.2 Korrekte Durchführung des AR

a) Position des Patienten:

- gerade Rückenlage
- beide Arme über den Kopf locker nach hinten gestreckt

b) Position des Therapeuten:

- am Kopfende des Patienten stehend oder sitzend
- hält beide Handgelenke des Patienten

c) Testverlauf (Abb. 36):

- leichter *Zug* bei gleichzeitiger, leichter *Rotation der Handinnenflächen* des Patienten nach außen (dadurch ist die scheinbare Verkürzung eines Armes sehr gut an der Position der beiden Daumen zueinander abzulesen)
- diese Dehnung einige Momente beibehalten und wieder entspannen

2.2.2.1 Häufig vorkommende Testfehler

- Unwillkürlicher Druck auf wichtige Akupunkturpunkte (besonders Handgelenk-Innenseite);

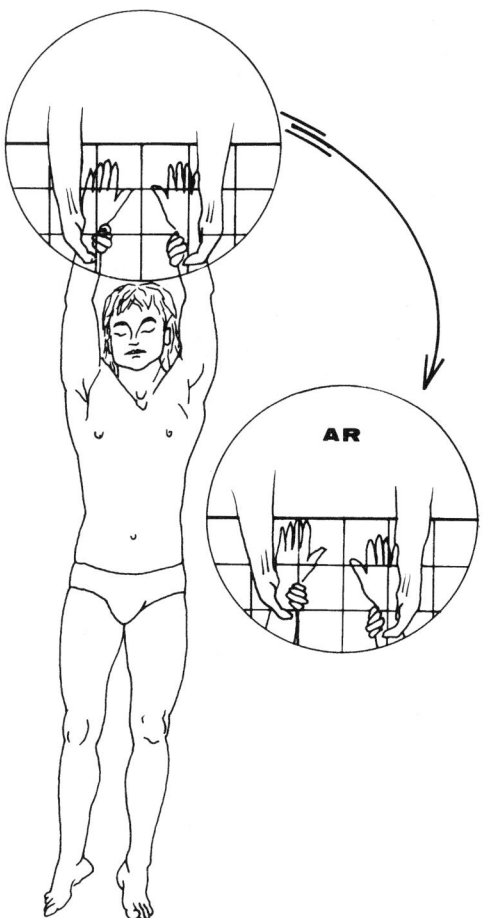

Abb. 36: Armlängenreflex (AR)

- *Seitenabweichung* bei der Zugrichtung (Kontrolle der Körperlängsachse!);
- zu starker Zug (ein Spielraum muß bleiben);
- Patient hat Beschwerden im Schulterbereich;
- *Erwartung* von bestimmten Test-Ergebnissen (besser: Nur auf die aktuelle Testfrage konzentrierte Beobachtung);
- Patient hält den *Atem an* (der Atem sollte ganz normal weitergehen. Besonders wichtig für die *Cranial-osteopathie!*);
- Patient schaut im Raum umher oder lacht;
- Patient spricht;
- Patient ist in Eile, nervös, etc. (erst zur Ruhe kommen lassen, abschalten lassen);
- Patient hat viele *negative Gedanken*;
- *störende Kleidungsstücke* oder Frisuren, z. B. Haarspangen;

- Patient ist durstig *(Wassermangel)* oder hungrig *(Hypoglykämie).*

Umgebung:

- Keine *Neonröhrenbeleuchtung,*
- keine lauten *Geräusche,*
- keine laute *Musik,*
- keine *Geopathologie* einschließlich *elektromagnetischer Störfelder.*

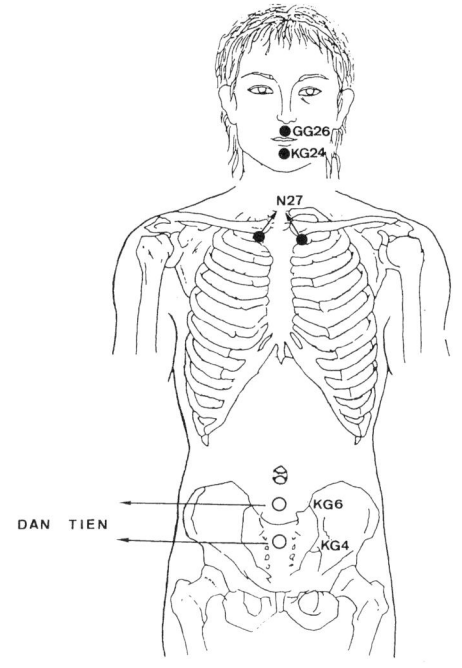

Abb. 37: Dysorganisation

2.2.2.2 Test der Dysorganisation

(→ Abb. 37)

Wir wollen in diesem Rahmen nur auf die einfache Form der Dysorganisation eingehen. Isolation und Segmentation werden hier nicht besprochen. Der Patient berührt selbst die beiden aus der Akupunktur bekannten Punkte Niere 27 (direkt caudal des sternalen Endes der *clavicula*), anschließend untersucht der Therapeut sofort den AR. Danach werden *Konzeptionsgefäß* 24 (zwischen Unterlippe und Kinnspitze) und *Gouverneurgefäß* 26 (zwischen Nase und Oberlippe) gleichzeitig berührt und auch der AR durchgeführt. Bei Auftreten eines *AR* in einem oder beiden dieser Fälle liegt eine *Dysorganisation* vor, d. h. der Patient ist nicht testfähig.

Im Idealfall würde man natürlich nach den Ursachen suchen, auf denen diese Dysorganisation beruht. Es ist aber aus praktischen Gründen auch möglich, diesen Zustand nur vorübergehend für die Dauer des Test auszugleichen, indem der Patient vorher die beiden Akupunktur-Punkte Niere 27 mit einer Hand und den Bauchnabel mit der anderen Hand massiert. Ebenso ist es möglich, daß sich der Therapeut nicht in optimaler physischer und psychischer Verfassung befindet und dadurch das Testverfahren verfälschen kann. Um das auszuschalten, sollte er diese kurze Massage auch bei sich selbst durchführen.

Ein Spontan- oder *Anfangs-AR* (d. h. der AR stellt sich ohne Reiz schon ein) ist kein Hindernis für das Testverfahren; ein erfahrener Therapeut wird nach den Ursachen suchen. Wenn dies nicht möglich oder im Moment nicht sinnvoll ist, kann man diesen AR für die Dauer des Tests mittels eines *Magneten* (1000 Gauss) auf *Dan Tien* (zwischen KG 4 und KG 6) ausschalten.

2.2.3 Physioenergetik (PE) und cranio-sakrale Therapie (CST)

Ganz allgemein besteht in der Medizin häufig das Problem der Differenzierung zwischen Ursache und Wirkung, zwischen primär und sekundär; diese Entscheidung ist auch in der Cranial-osteopathie sehr wichtig, da eine Therapie von *sekundären Störungen* dasselbe Problem immer wiederkehren läßt, ja selbst noch schwerere Störungen bewirken kann.

Im Speziellen aber liegt ein Problem der CST darin, daß die Symptomatik besonders unspezifisch sein kann, ein anderes, daß die Läsionen sehr subtil und schwierig zu ertasten sind.

In all diesen Fällen ist der AR ein Instrument zum Auffinden von Störungen und zu ihrer Differenzierung in primär und sekundär, in wesentlich und unwesentlich.

2.3 Cranio-sakrale Therapie (CST)

Die *Osteopathie* ist eine spezielle Art der manuellen Therapie, die nach ganz bestimmten Prinzipien arbeitet. Das wichtigste Grundprinzip liegt darin, eine *Gelenksfunktion* bzw. *-dysfunktion* nicht isoliert zu betrachten, sondern sie im Zusammenhang mit dem ganzen Körper zu sehen.

Die Therapie erfolgt größtenteils durch *sanfte Manipulationen* (in Deutschland am ehesten mit der *Chirotherapie* vergleichbar). Die *Schädelosteopathie* ist ein Zweig dieser Therapie, die von *Sutherland* um 1890 entwickelt wurde. Die Idee, daß auch die Schädelknochen ein bewegliches System darstellen könnten, kam ihm bei der Beobachtung der *Kiemenbewegung von Fischen*. Er war der Meinung, daß die *Schädelsuturen* eine, wenn auch minimale, *rhythmische Bewegung* ermöglichten, die man auch erfühlen kann. Er führte zahlreiche Experimente an sich selbst durch, indem er z. B. ein sehr enges Band um seinen Kopf legte und so die *Suturen (= Artikulationen)* seines Schädels in ihrer Beweglichkeit einschränkte. Eine unmittelbare Folge davon war eine heftige Nervosität und Reizbarkeit, die wieder verschwand, sobald das Band abgenommen wurde. Er benannte diese rhythmische Bewegung des Schädels „*primäre Atmung*" (primary respiratory mechanism), da er bei seinen Beobachtungen fand, daß sie während der Geburt noch vor der Lungenatmung einsetzte.

Letzte Untersuchungen ergaben, daß dieser eigenständige *craniale Rhythmus* bereits im 5. Fetalmonat beginnt, während er bis dahin vom mütterlichen Rhythmus abhängig war. Ebenso wurde festgestellt, daß dieser craniale Rhythmus über den Tod hinaus andauert, und zwar etwa 4 Stunden.

In den letzten Jahren wurden wissenschaftliche Untersuchungen zu diesem Thema durchgeführt. Ein Pionier dieser Studien ist *Upledger*. Das auslösende Erlebnis für seine Arbeiten war die Teilnahme an einer Operation im extraduralen cervikalen Bereich, bei der es seine Aufgabe war, die *Dura* mit zwei Klammern zu fixieren, was ihm jedoch nicht gelang. Der Grund dafür lag in einer rhythmischen Bewegung, die mit ca. 8 Zyklen pro Minute unabhängig von Atmung und Puls war. Dieses bis dahin unbeobachtet gebliebene Phänomen führte zu zahlreichen Studien an der Universität Michigan, USA, wo *Upledger* mehrere Jahre Professor war.

Seine Untersuchungen führten auch zu der Erkenntnis, daß aufgrund der unflexiblen Verbindung von *Occiput* und *Sakrum* durch die *dura mater* jede Bewegung, und somit auch jede Bewegungsstörung des Occiput einen Einfluß auf das Sakrum hat und umgekehrt. Daraus entwickelte sich der Begriff der *craniosakralen Therapie*, der auch in dieser Arbeit weiter verwendet wird (siehe Kapitel 1).

2.3.1 Das cranio-sakrale System (CSS)

2.3.1.1 Experiment (→ Abb. 38)

Um eine bessere Vorstellung über das Fühlen dieser *Schädelbewegung* zu haben, setzen Sie sich hin und legen Sie Ihre Hände symmetrisch auf Ihren Kopf oder den Kopf einer anderen Person, und zwar die Handballen genau oberhalb der Ohrmuscheln, wodurch die Fingerspitzen auf der *Scheitelhöhe* zu liegen kommen. Die Handballen sollten dort einen Druck von ca. 5 Gramm ausüben.

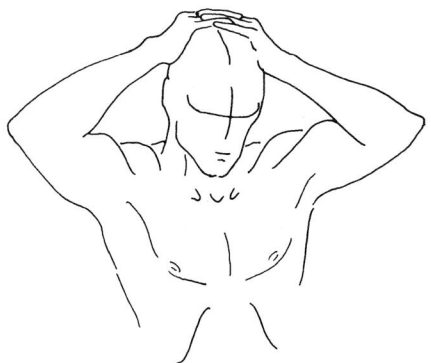
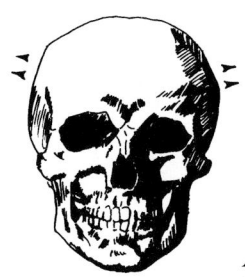

Abb. 38: Fühlen der Schädelbewegung

2.3 Cranio-sakrale Therapie (CS)

Sie fragen sich mit Recht, wie Sie diesen Druck bemessen können. Die Antwort darauf stammt von einem Experten der Schädel-Osteopathie, der den Druck mit der Art und Weise verglich, wie sich ein Vogel auf einem Ast niederläßt, ohne daß dieser sich bewegt. „Schließen Sie Ihre Augen, lassen Sie Ihre Hände den Schädel entdecken und fühlen Sie."

Je nach *Sensibilität* werden Sie über kurz oder lang spüren, wie der Kopf langsam anfängt, sich auszudehnen und zusammenzuziehen, ungefähr 8–14 mal pro Minute (Abb. 38).

Magoun, ein anderer Pionier der Osteopathie aus den USA, empfiehlt folgende Übung (Abb. 39):

- Die *Zeigefinger* rechts und links auf den Oberkieferknochen (genau: *process. front. maxillae*) legen,
- die *Zunge* gegen den *Gaumen* drücken, und
- man spürt die Bewegung des Oberkiefers unter den Zeigefingern.

doch die Betrachtung der Funktion am lebenden Menschen, wie sie mittels Röntgenuntersuchung z. B. an den Unterarmknochen durchgeführt wurde *(Stowe)*. Es zeigt sich, daß in vivo eine wesentlich weitere Rotation auf Grund der *Eigenflexibilität* von *Radius* und *Ulna* möglich war. So kann man auch bei den Schädelknochen beobachten, daß es einerseits durch dünnere, infolgedessen auch *flexiblere Knochenpartien* eine Bewegungsmöglichkeit jedes Knochens in sich gibt. Betrachtet man andererseits die *Entwicklung der Schädelknochen* vom *Embryonalstadium* an, wo sich die Knochenanteile weit voneinander entfernt in der *dura mater* bilden, bis sie sich immer weiter einander nähern, um im Erwachsenenalter fast zu verschmelzen, stellen wir fest, daß eine zweite Möglichkeit der *Mikrobewegung* in diesen *„Pseudo-Artikulationen"* bestehen bleibt.

2.3.1.3 Die cranio-sakrale Bewegung (→ Abb. 40)

Gehen wir gedanklich noch einmal zu unserer ersten Übung zurück: Sie spürten dabei zwei Bewegungen – eine Ausdehnung *(Dilatation)* und eine Zusammenziehung *(Kontraktion)*.

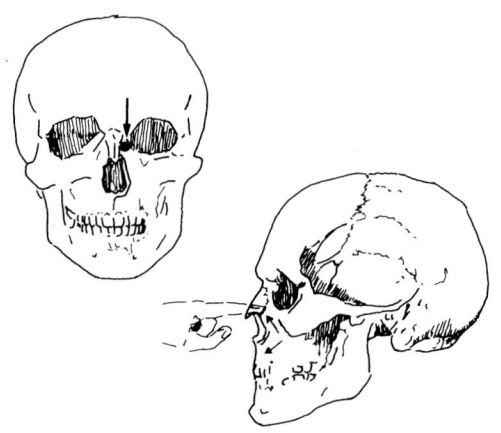

Abb. 39: Übung nach *Magoun*

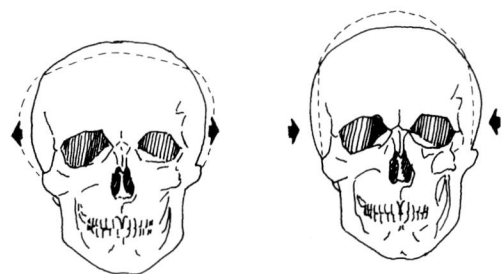

Abb. 40: Die craniale Bewegung

2.3.1.2 Die Bewegung der Suturen

Sutherland schreibt in seinem Buch „The Cranial Bowl": „Die Bewegung des Schädels ist spezifisch und vorhersehbar." Die Annahme der Funktion des knöchernen Schädels als eine reine *Schutzfunktion* für das ZNS stammt aus den anatomischen Studien am leblosen Körper bzw. an den einzelnen *mazerierten Schädelknochen*. Wesentlich ist je-

Um dieses Fühlen nun umsetzen zu können in die Bewegungen, die die verschiedenen Schädelteile durchführen, unterscheiden wir in der *Osteopathie* zwischen den mittleren und den seitlichen Schädelstrukturen (siehe auch *Rossaint*, Kapitel 1).

Schematisch dargestellt geschieht folgendes: Die *articulatio spheno-occipitalis* (= synchondrosis spheno-occipitalis (= SBS)), die in der Cranial-osteopathie *art. sphenobasila-*

		Dilatation	Retraktion
	Palpation	Ein-atmungs-phase	Aus-atmungs-phase
unpaarige Knochen	Os occipitale	Flexion	Extension
	Os sphenoidale		
	Os ethmoidale		
	Os vomer		
	Os frontale		
paarige Knochen	Os temporale	Außen-rotation	Innen-rotation
	Os parietale		
	Os maxillaris		
	Os lacrimale		
	Os zygomaticum		
	Os palatinum		

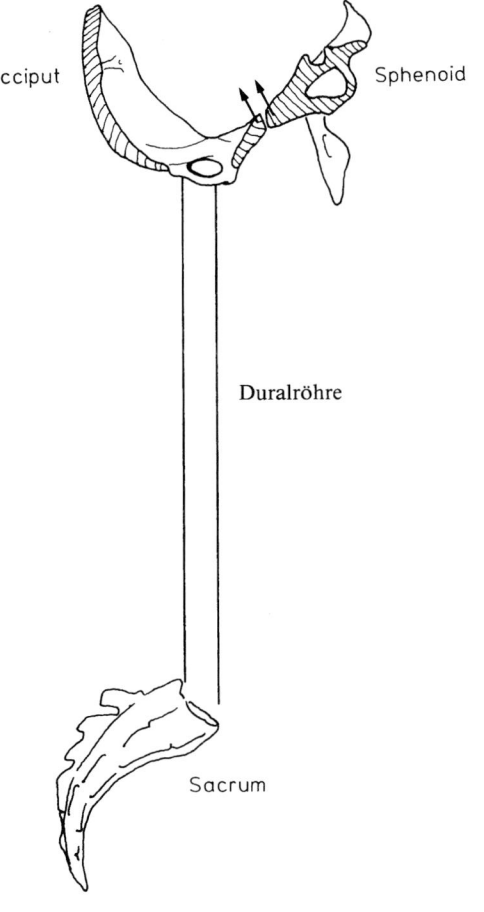

Abb. 41: Das cranio-sakale System

ris genannt wird (Abb. 41), nimmt normalerweise eine nach oben konvexe Stellung ein. Sie scheint die Hauptartikulationsstelle des Schädels zu sein, von der die Beweglichkeit aller anderen Schädelknochen abhängt. Wie schon zu Anfang beschrieben, besteht aufgrund der anatomischen Verbindung durch die *dura mater* ein Zusammenhang der Bewegung des Schädels und des *Sakrums*, der so aussieht:

mit der *Flexion* des *sphenobasilären Gelenks* (SBS) (Abb. 41) dreht, grob gesagt:

- der posteriore Teil des Occiputs bewegt sich nach posterior,
- das Sphenoid entgegengesetzt nach anterior,
- das Sacrum dreht seine Basis nach posterior.

In der *Extension* erfolgen die umgekehrten Bewegungen. Die Verbindung von Occiput

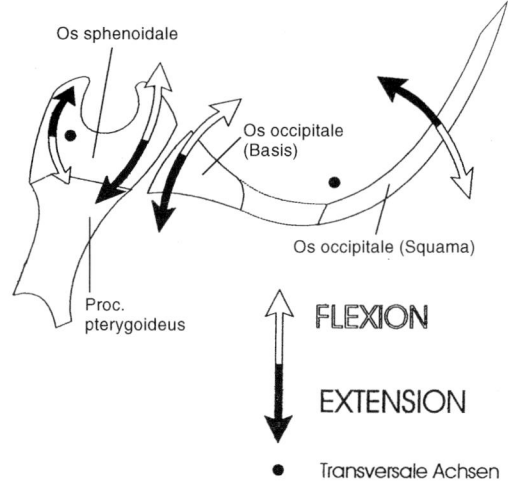

Abb. 42: Flexion des sphenobasilären Gelenks

2.3 Cranio-sakrale Therapie (CS)

und Sakrum wird im pathologischen Zustand besonders klar: dreht das Occiput nach einer Seite, führt das Sakrum die gleiche Bewegung aus.

Um etwas mehr ins Detail zu gehen (Abb. 42): Das Occiput bewegt sich um eine transversale Achse, die etwas cranial des *foramen magnum* liegt. Folgende Bewegungen der einzelnen Partien des Occiput finden während der Flexion statt:

- die Pars basilaris nach anterior und cranial,
- das Foramen magnum nach anterior und etwas nach cranial,
- der Angulus superior etwas nach posterior und kaudal.

Vereinfacht gesagt, bewegt sich das Occiput bei Flexion im Uhrzeigersinn.
Das Sphenoid bewegt sich ebenfalls um eine transversale Achse etwas anterior und inferior der *sella turcica* (Abb. 42).
Folgende Bewegungen finden während der Flexion statt:

- Die Sella turcica bewegt sich nach cranial und anterior,
- der Processus ethmoidalis nach kaudal,
- die Ala major (der untere Teil) nach kaudal und anterior,
- die intracraniellen Membranen spannen sich an.
- Das Tentorium wird flacher.
- Der Sinus sagittalis wird weiter.
- Der Apex des Sacrums geht nach anterior, die Basis nach posterior.
- Alle Öffnungen der Schädelbasis werden weiter (ausgenommen das Foramen jugulare).
- Die Hypophyse hebt sich.

2.3.1.4 Hypothese (nach *Retzlaff* und *Upledger*)

Erhaltung des *intracraniellen Drucks* über die Produktion von *Liquor* in den Ventrikeln durch die *plexus chorioidei* und der Rückresorption in den *granulationes arachnoideales*. *Information* und *Steuerung* erfolgt über *intrasuturale*

Nervenplexen – d. h. es handelt sich um ein reflektorisch gesteuertes, *hydraulisches System* zur Erhaltung der *Homöostase*.
Sutherlands Hypothese einer rhythmischen Kontraktion des Gehirns als Ursache der Schädelknochenbewegungen ist inzwischen als Denkmodell verlassen worden.

2.3.1.5 Rhythmus und Frequenz der Schädelbewegung im Vergleich mit anderen Körperrhythmen

Die normale *Frequenz des cranio-sakralen Rhythmus* beträgt 8–14 Zyklen pro Minute. Dies ist nicht zu verwechseln mit dem *Alpha-Rhythmus* (Alpha-Wellen) des Gehirns, der meist bei 8 Zyklen pro Sekunde liegt.
In pathologischen Zuständen kann man craniosacrale Rhythmen von weniger als 6 und mehr als 14 Zyklen pro Minute beobachten. *Hyperkinetische Kinder* weisen meist abnorm schnelle cranio-sakrale Rhythmen auf, ebenso Patienten mit hochfieberhaften Krankheiten. Moribunde und hirngeschädigte Patienten hingegen zeigen häufig abnorm niedrige cranio-sakrale Frequenzen. Sobald die Störungen behoben sind, normalisieren sich auch diese Werte wieder.

Frequenzen:		
	Schädel:	8–14 mal pro Minute
	Lunge:	16 mal pro Minute
	Herz:	70 mal pro Minuter

2.3.1.6 Zusammenfassung

Als grundlegende Tatsachen, die an der Entstehung der *„primären Atmung"* nach *Sutherland* beteiligt sind, können gelten:

- Fluktuation des Liquor,
- *synchrone Beweglichkeit* von Gehirn und Rückenmark,
- Beweglichkeit (und reziproker – voneinander abhängiger – Druck) der intracranialen und medullären Membranen,
- Beweglichkeit der Schädelknochen,
- Zusammenhang von Sakrum und Schädel über die Dura.

2.3.2 Anatomie des Schädels

Zur Verdeutlichung der Zusammenhänge sollen die wichtigsten anatomischen Gegebenheiten rekapituliert werden.

2.3.2.1 Knochen (→ Abb. 43 u. 44)

Der Schädel besteht aus 29 Knochen und mehr als 100 Gelenken *(Suturae)*. Er wird in 3 große Abschnitte gegliedert:

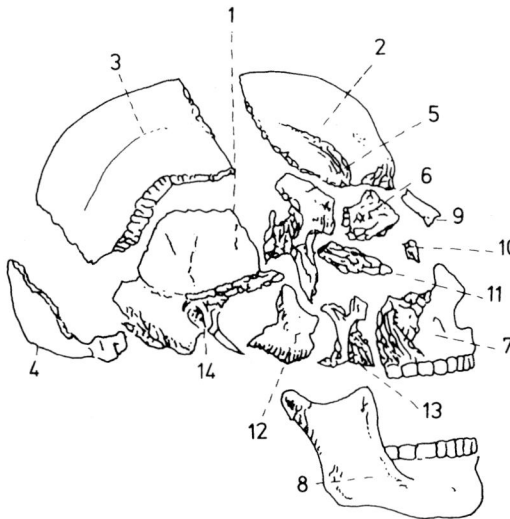

1) Os temporale (Schläfenbein)
2) Os frontale (Stirnbein)
3) Os parietale (Scheitelbein)
4) Os occipitale (Hinterhauptschuppe)
5) Ala major ossis sphenoidalis (gr. Flügel des Keilbeins)
6) Lamina orbitalis ossis ethmoidalis (Augenhöhlenblatt des Siebbeins)
7) Maxilla (Oberkiefer)
8) Mandibula (Unterkiefer)
9) Os nasale (Nasenbein)
10) Os lacrimale (Tränenbein)
11) Vomer (Pflugscharbein)
12) Os zygomaticum (Jochbein)
13) Palatum (Gaumen)
14) Meatus acusticus externus (äußerer Gehörgang)

Abb. 43: Schädelknochen

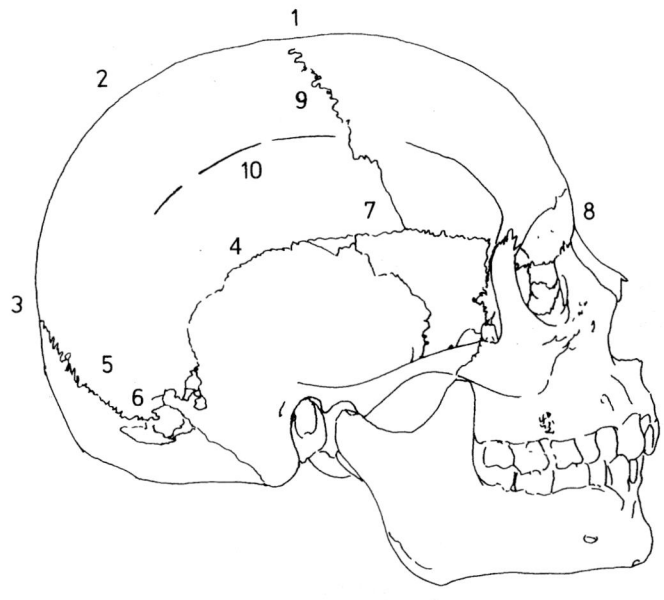

Abb. 44: Kennpunkte
1) *Bregma*
2) S. sagittalis
3) *Lambda*
4) S. squamosa
5) S. lambdoidea
6) *Asterion*
7) *Pterion*
8) *Glabella*
9) S. coronalis
10) Linea temporalis

2.3 Cranio-sakrale Therapie (CS)

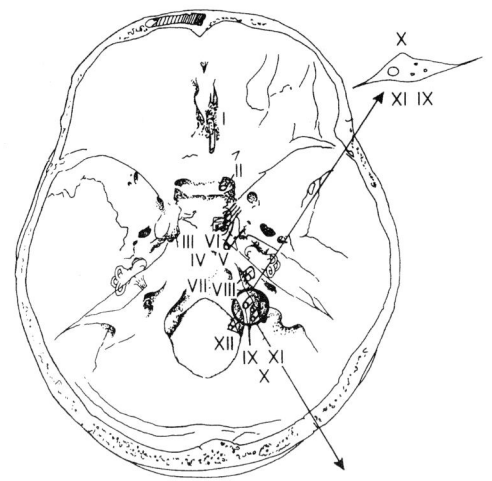

Abb. 45: Schädelbasis (basis cranii)

Foramen jugulare

mit dem Durchtritt von:
- Arteria meningea
- Vena jugularis
- Nn. IX (Glossopharyngeus)
- X (Vagus)
- XI (Accessorius)

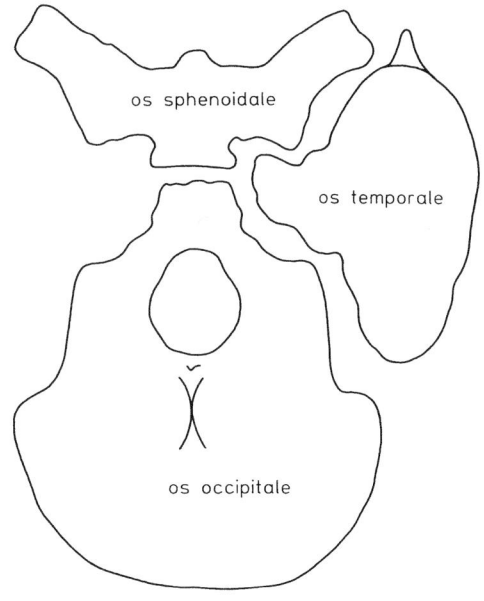

Abb. 46: Schädelbasis

- *Schädelbasis* (basis cranii), (Abb. 45 u. 46),
- *Schädeldach* (Calvaria) (Abb. 44),
- *Gesichtsschädel.*

2.3.2.2 Suturen

Wie schon eingangs erwähnt (Kap. 2.2) verbleibt eine Beweglichkeit der einzelnen Schädelknochen gegeneinander in Form von *Mikrobewegungen.*

Die Suturen sind als *„Pseudo-Artikulationen"* zu sehen. Selbst dort, wo sich keine Suturen aus den in der Embryonalentwicklung ursprünglich getrennt angelegten Knochen bilden, bleibt eine erhöhte *Eigenflexibilität des Knochens* erhalten (os frontale).

Retzlaff stellte fest, daß auch bei erwachsenen Affen, genau wie beim Menschen, keine *Ossifikation der Suturen* stattfindet; im Gegenteil, man fand in den Suturen Nervenfasern, Rezeptorendigungen, elast. Fasern, Kollagenfasern und Gefäße als Bestandteile des *Grundsystems* nach *Pischinger.*

Betrachtet man die einzelnen, zueinanderpassenden Gelenkflächen von mazerierten Schädelknochen, kann man in einigen Fällen sehr gut sehen, daß eine Beweglichkeit von Natur aus vorgesehen ist.

2.3.2.3 Muskulatur

Grundsätzlich sind alle Muskeln, die an Schädelknochen oder dem Sakrum ansetzen, für das cranio-sakrale System von Bedeutung. Ein *hypertoner Muskel* kann den normalen Bewegungsablauf verändern.

Muskeln und CSS
1) Kurze Nackenmuskeln
    Rectus capitis posterior minor
    Rectus capitis posterior major
    Obliquus capitis sup.
    Obliquus capitis inf.
2) Trapezius
3) SCM (Sternocleidomastaidens)
4) Temporalis
5) Digastricus
6) Masseter
7) Muskulatur des Hyoid
8) Pterygoideus

9) Piriformis
10) Iliacus
11) Gluteus major

Folgend werden nun die wichtigsten Muskeln besprochen:

a) M. temporalis
Bedeckt die *sutura squamosa (s. temporo-parietalis)* und mobilisiert diese Sutur. Häufig ist es eine chronische *Kontraktion* dieses Muskels, die wieder eine *Malokklusion* bewirken kann.

b) M. masseter
Kontrakturen dieses Muskels findet man häufig bei sehr verspannten Patienten. Dadurch wird die sutura squamosa blockiert. So schreibt schon *Sutherland*, daß eine richtig ablaufende Kaubewegung mit Spannung und Entspannung des *M. masseter* eine *Mobilisation der Schädelknochen* bedeutet.

c) M. sternocleidomastoideus
Er bedeckt die *sutura occipito-mastoidea*.
Ein abnormaler Tonus dieses Muskels kann dramatischen Einfluß auf die gesamte craniale Bewegung haben, speziell aber auf das *os temporale*. Häufigste Symptomatik: *Kopfschmerzen, Nausea, Dyslexie*.

d) M. trapezius
Hypertonie häufig bei verspannten Patienten; dadurch Blockade des Occiput in Flexion. Infolgedessen mögliche Verengung des *foramen jugulare* mit Einfluß auf *vena jugularis* und die *Hirnnerven IX, X und XI* (→ Abb. 45).

e) M. piriformis
Wir dürfen nicht vergessen, daß für das craniosakrale System auch die *Beckenmuskulatur* von Bedeutung ist. Häufig findet man eine einseitige *Kontraktion des M. piriformis* mit gleichzeitiger *Ischialgie*. Der M. piriformis der anderen Seite ist dabei hypoton. In der Folge hat das Sakrum die Tendenz, zu einer Seite zu kippen und sich zu verdrehen. Aufgrund der *Unflexibilität des Duralrohres* setzt sich diese pathologische Bewegung auf das Occiput fort.

2.3.2.4 Fascien
Embryologisch handelt es sich um ein *mesodermales Gewebe*, bestehend aus wenig dehnbaren und gekreuzt verlaufenden kollagenen Fasern, die eine netzartig aufgebaute Hülle bilden und so alle Muskeln und Organe umgeben. Obwohl es in verschiedenen Körperregionen verschieden benannt ist, bildet es funktionell doch eine einzige kontinuierliche Schicht von Kopf bis Fuß. Diese Schicht besteht aus zwei Lagen, zwischen denen Arterien, Venen, Lymphgefäße und Nerven verlaufen, und die durch seröse Membranen gegeneinander frei beweglich verbunden sind. Diese *freie Beweglichkeit* sowohl der beiden Fascienlagen gegeneinander als auch der Fascie gegenüber Organen und Muskulatur ist von größter Bedeutung für einen optimalen Ablauf aller physiologischen Vorgänge. *Adhäsionen, Verwachsungen* oder *Narben* können durch diese Einheitlichkeit des Systems selbst in entfernten Körperregionen Folgen haben.

> „Im Körper trennt und verbindet die Fascie alles"

2.3.2.5 Meningen (→ Abb. 10, 47)
Das Gehirn und das Rückenmark sind von 3 Membranen bedeckt:

− Von der *dura mater* außen,
− der *Leptomeninx* innen, die in 2 Blätter zerfällt:
− *Arachnoidea*,
− *Pia mater*

Besonders wichtig in der Cranial-osteopathie ist die dura mater. Sie besteht im cranialen Teil aus 2 Lagen:
Der äußerere Teil bildet als *Periost* die Innenfläche des Schädels. Der innere Teil bildet zwischen den Hemisphären und einzelnen Gehirnteilen Septen und schließt die venösen Sinus ein. Die *falx cerebri*, eine sichelförmige Membran zwischen den beiden Hemisphären, hat ihren Ursprung an der *crista galli* und zieht über die *crista frontalis*, die *ossa parietalia* und das *Occiput* (s. *Rossaint* Kapitel 1).

2.3 Cranio-sakrale Therapie (CS)

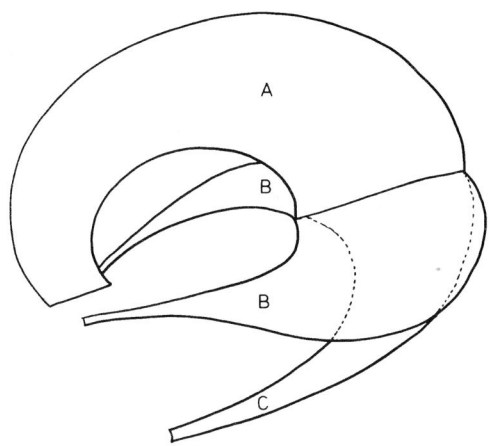

Abb. 47: Meningen

A Falx cerebri
B Tentorium cerebelli
C Falx cerebelli

Das *tentorium cerebelli*, das zwischen *Groß- und Kleinhirn* liegt, ist an Occiput, Parietale und Temporale befestigt. Weiter caudalwärts haftet das *Duralrohr* nur an C2/C3 und am 2. Sakralsegment an (→ Abb. 9, Teil 1). Durch die Unelastizität setzen sich alle Bewegungen eines Teiles auf die nachfolgenden Strukturen fort *(reziprok wirkende Spannungsmembranen [Falx-Tentorium]* nach *Sutherland).*

2.3.2.6 Liquor

Wie schon die Hypothese von *Upledger* und *Retzlaff* besagt, dient der Liquor als Bestandteil eines hydraulischen Systems zur Erhaltung der *Homöostase*.
Es handelt sich um eine farblose Flüssigkeit, die in den Plexus chorioidei produziert und im venösen System der granulationes arachnoideales rückresorbiert wird. Diese Flüssigkeit fluktuiert (nicht: zirkuliert!) zwischen den verschiedenen Räumen des Gehirns und des Rückenmarks, fungiert als Stoßdämpfer und schützt so das Gehirn vor Traumen. Der Liquor ist die Voraussetzung für jede *craniale Bewegung*. Versuche mit Injektionen von *Kontrastmittel* in den Liquor haben gezeigt, daß eine Diffusion des Liquors bis in periphere Gewebe stattfindet (ausgenommen: Achillessehne und Oberlippe).

2.3.3 Pathologie

Die Natur ist Bewegung. Sobald eine Einschränkung der für die Bewegungen wichtigen Strukturen (Membranen, Artikulationen, Liquor, etc.) auftritt, führt dies zur Beeinträchtigung von Körperfunktionen, d. h. zu Dysfunktionen.

2.3.3.1 Experiment

Restriktionen der Suturen treten häufig als Folge von Traumen auf und führen zu unphysiologischen Bewegungen anderer Teile des cranio-sakralen Systems (s. *Rossaint* Kap. 1).

2.3.3.2 Eingeschränkte Knochenflexibilität

Studien haben gezeigt, daß Knochen, die in der embryonalen Entwicklung aus mehreren Einzelknochen entstanden sind, in diesem Bereich normalerweise eine erhöhte Eigenflexibilität besitzen.
Der Verlust dieser Flexibilität verursacht oft *Störungen* im cranio-sakralen-System. Das Os frontale entsteht embryologisch aus zwei Teilen. Später kann man an dieser Stelle oft noch eine Sutur (Sutura metopica) finden, die von der Nasenwurzel bis zum Bregma verläuft. Während der Flexionsphase sollten beide Teile des Frontale eine Außenrotation machen können; dabei kommt es unter dem Einfluß der Falx cerebri zu einer Abflachung dieser ehemaligen Suturzone. Ist keine Rotation der beiden Teile des Frontale möglich, kommt es an der Falx cerebri zu starken Spannungen, und Kopfschmerzen können als Folge auftreten.

2.3.3.3 Muskuläre Dysfunktion

Wie aus der Anatomie ersichtlich, gibt es sehr viele Muskelansätze an Schädel und Becken; ein *Hypertonus* einer Muskelgruppe übt starken Einfluß auf die Funktion des cranio-sakralen Systems aus. So können Spasmen des Musculus masseter das Os temporale in Außenrotation bringen, wodurch Okklusionsprobleme entstehen können.

2.3.3.4 *Kiefergelenk* (TMG)

Alle Störungen in diesem Gelenk (Arthrose, Discuspathologien, Fehlstellungen, etc.) können sehr schwerwiegende Folgen für das cranio-sakrale System haben (s. Rossaint, Kap. 1).

2.3.3.5 *Emotionaler Streß*

Nach *W. Reich* u. v. a. kennen wir den Begriff der *„eingefrorenen" Emotionen*, die nicht erlebt und ausgelebt wurden.

Sie wurden in bestimmte, meist horizontal verlaufende, Muskeln und Gewebe „abgeschoben" und bilden dort sogenannte *Energiezysten*. Dadurch kommt es auch zu einer Behinderung der freien Beweglichkeit der vertikal verlaufenden Fascienteile, die von entscheidender Bedeutung für die craniosakrale Funktion sind. Eine Therapie kann also nur erfolgreich sein, wenn gleichzeitig mit der körperlichen Fascienentspannung eine Be- und Verarbeitung des emotionalen Streßzustandes stattfindet (*„somato-emotional-release"* nach *Upledger*).

2.3.3.6 *Verminderte Liquor-Fluktuation*

Schon *Sutherland* hatte die Feststellung gemacht, daß eine abnorme Liquor-Fluktuation ein Ungleichgewicht im Flüssigkeitshaushalt des Körpers verursachen kann, da in diesem Fall gewisse Körperteile nicht von Liquor versorgt werden.

2.3.3.7 *Durale Restriktionen*

Wie schon gesagt, bilden die Fascien im ganzen Körper eine kontinuierliche Schicht. Eine Restriktion in einem, wenn auch ganz kleinen, Teil dieser Einheit führt zu Bewegungseinschränkungen und Adaptationen im ganzen System. Eine verkürzte Fascia cervicalis superficialis führt zu erhöhten Spannungen an der Fascie des Musculus temporalis, der wiederum Einfluß auf das CSS hat.

2.4 Ätiologie

– *Trauma* (somatisch, emotional),
– dysharmonischer (hypo- bzw. hypertoner) Spannungszustand von bestimmten Muskeln des Kopfes und des Beckens,
– *statische Dysfunktionen, Haltungsfehler,*
– medikamentöse Ursache,
– hochfieberhafte Krankheiten,
– *Encephalitis, Kinderkrankheiten* wie Masern, Polio, Parotitis etc.,
– *immer wiederkehrende pathologische Bewegungsmuster* (einseitiges Kauen, Abstützen des Kopfes mit der Hand, berufsbedingte stereotype Bewegungen),
– *Zahnstellungsanomalien* (Okklusion, Kiefergelenk),
– *Geburtstraumen.*

Über letztere Ursache existiert eine Arbeit von *Freymann*, die den hohen Stellenwert für die *Cranial-osteopathie* unterstreicht: „Relation of Disturbances of the Cranio-Sacral Mechanism to Symptomatology of the Newborn: Study of 1250 Infants" (The Journal of the American Osteopathic Association – June 1966).

Sie zog folgende Schlußfolgerungen aus ihrer Untersuchung:

Bei 88% aller Kinder bestanden Abweichungen vom cranialen Normalzustand, davon:

– 82% ohne Symptomatik (Zeitpunkt und Ausmaß des späteren Auftretens etwaiger Symptome ist verschieden);
– nur 6% mit Symptomatik.

Aus dieser Tatsache ist die Problematik der Diagnose auf Grund eines Mangels an Symptomen ersichtlich, zumal eine Frühdiagnose im Hinblick auf die Entwicklung des Kindes sehr wichtig wäre. In der *Perinatalmedizin* tätige Therapeuten könnten hier durch frühzeitige Erkennung und Behandlung einer cranio-sakralen Läsion einen wesentlichen Beitrag leisten.

Von Kindern ohne Symptome (82%) haben:

– nur 39% eine vollkommen freie Beweglichkeit des Occiputs,
– nur 18% eine freie Beweglichkeit in der zentralen Artikulation (*artic. spheno-occipit.*).

95% aller *hyperkinetischen Kinder* leiden an einer occipitalen Läsion (s. auch Teil 1).

2.5 Diagnostik

- Anamnestisch:
  Fragen nach
  - Unfällen
  - *Geburtskomplikationen* (Zangengeburt, Vakuum, Sectio, lange Dauer …)
  - *kieferorthop. Maßnahmen* (Zahnspangen etc.)
- Blickdiagnose:
  - Gesichtsasymmetrien: Augen, Ohren, Zähne, Gesichtsfalten
- Konservative neurologische Untersuchung der Gehirnnerven
- Palpation der
  - Schädelsuturen und
  - Triggerpoints der Muskeln
- Listening (passive Palpation, „Einfühlen")
  - Bewegung der Schädelknochen
    Rotation innen/außen
    Flexion/Extension (→ Abb. 4, 6, 42, 53)
    (unter Beachtung der Eigenflexibilität jedes Knochens)
  - 3 Diaphragmen
    1) *„thoracic inlet"* (obere Thoraxapertur, Brustkorbeingang) (→ Abb. 21)
    2) *Zwerchfell (untere Thoraxapertur)*
    3) *Beckenboden*
- *Physioenergetische Untersuchung* mittels AR:
  - Beweglichkeit der Suturen
    Test durch Druck oder leichtes Klopfen auf die einzelnen Suturen. Normalerweise tritt kein AR auf. Die Sutur, bei deren Test sich ein AR zeigt, ist in den meisten Fällen fixiert.
  - Spannungszustand der Dura
    Zur Überprüfung der *Durastrukturen*, wie falx cerebri, tentorium cerebelli und *Duralrohr*, wird indirekt Zug über das *os frontale, temporale oder occipitale* ausgeübt. Das Auftreten eines AR zeigt die Pathologie an.
  - Durchblutung
    Als Hauptzufluß des Kopfes wird die *arteria vertebralis* durch extreme Rotation und gleichzeitige Extension des Kopfes getestet. Wichtig ist wieder das Auftreten eines AR, da dies ein sicheres Zeichen für eine *transitorische Minderdurchblutung* des Kopfes ist, selbst wenn bei diesem Test keine physischen Symptome auftreten. (Selbstverständlich muß auch an eine Differentialdiagnostik zu Problemen der Halswirbelsäule gedacht werden.)
  - Liquorfluktuation
    Die Technik zur Kontrolle der Liquorräume ist die „Kompression des Occiput" (*CV4*, siehe *Rossaint*, Kap. 1) für die Dauer von etwa 5 sec., was normalerweise keinen AR verursachen dürfte. Andernfalls besteht eine Beeinträchtigung der Liquorfluktuation.
  - Beweglichkeit des Sakrums
    Wie bei den anderen Strukturen sollte auch hier normalerweise ein Druck sowohl auf den cranialen als auch auf den kaudalen Teil des Sakrums keinen AR provozieren. Tritt ein AR auf, muß man neben den bekannten Dysfunktionen des *ISG* auch an den *M. piriformis* und weiter distal gelegene Strukturen (Fuß etc.) denken.
  - *Tonus* der Muskulatur
    Für jeden Muskel am Cranium kennen wir einen oder mehrere Testpunkte, die eine differenzierte Diagnose über Hypo- bzw. Hypertonus ermöglichen.

Es ist wichtig zu wissen, daß alle diese Teste Globalteste sind. Nur eine gründliche Kenntnis der *Physionenergetik* ermöglicht es, durch zahlreiche weitere Techniken (*Mudras, Suchampullen, Filter* etc.) diagnostisch weiter vorzudringen. Eine Ausführung dieser Techniken würde aber weit über den Rahmen dieses Buches hinausgehen und muß Spezialkursen zu diesem Thema vorbehalten bleiben.

2.6 Therapie

Im Prinzip besteht das Ziel der Therapie in folgenden Punkten:

1. Entspannung der Membranen *(Fascien)*
2. Korrektur von *Gelenksspannungen*
3. Normalisierung der *Liquorfluktuation*
4. Normalisierung der nervalen Funktion (z. B. Befreiung von Kompression)
5. Verbesserung der *intracraniellen Zirkulation*.

Sutherland beschreibt (wie auch *Still*) die Pathologie dieses Systems als Ungleichgewicht in der Bewegung. Der optimale Ablauf der Bewegung ist nicht mehr gegeben.

Die *Benennung der Dysfunktion* erfolgt nach der Bewegungsrichtung, die am leichtesten durchführbar ist. So spricht man zum Beispiel von einer *Flexionsläsion*, wenn die Beweglichkeit in Flexionsrichtung größer, schneller und müheloser ist als die Beweglichkeit in Extensionsrichtung.

Grundsätzlich gibt es zwei Wege, eine *somatische Dysfunktion* zu korrigieren – einen direkten (strukturellen) und einen indirekten (funktionellen) Weg.

– Im ersten Fall erfolgt die Korrektur in Gegenrichtung zur Dysfunktionsrichtung.
– Im zweiten Fall therapiert man sanft in Richtung der Dysfunktion bzw. der Spannung bis zu dem Moment, in dem die maximale Spannung und in der Folge die Entspannung erreicht ist (s. auch Kap. 1).

Zur Ermittlung der *Manipulationsrichtung* bewegt man die verschiedenen Strukturen in bestimmte Richtungen und beobachtet, in welcher Richtung der größte AR auftritt.

Nun ist entscheidend, welchen der beiden therapeutischen Wege man einschlagen möchte:

– *Korrektur* in Richtung des AR *(funktionell)* oder
– *Korrektur* gegen die AR-Richtung *(strukturell)*.

Mit Ausnahme der Knochen des Gesichtsschädels sind alle Knochen des Craniums auf einem Liquor„polster" gelagert, wodurch die Korrekturbewegung erleichtert und unterstützt wird. Die Gefahr, durch die Therapie andere Läsionen hervorzurufen, ist deshalb auch sehr gering (Voraussetzung dafür ist selbstverständlich eine sanfte und eher passive Manipulationstechnik). Was nun die *Gesichtsknochen* betrifft, ist große Vorsicht angezeigt. Vor der Therapie muß sorgfältig die Läsionsrichtung mittels AR festgestellt werden, da in diesem Fall die „Hilfe" durch den *Liquor* wegfällt.

Zu Beginn der Therapie sollte man am besten eine Aufstellung aller gefundenen Läsionen machen. Als nächster Schritt wäre dann eine eher allgemeine, „globale" Technik durchzuführen, um möglichst viele Restriktionen auf einmal frei zu machen.

Folgende Techniken kommen dazu in Frage:

– CO_2-*Hyperventilation*,
– *Unterstützte Inspiration*,
– *Unterstützte Exspiration*,
– *CV 4* (Compression ventriculus quartus) ($\rightarrow$ Abb. 19).

Abschließend erfolgt dann die Korrektur der Läsion, die den größten AR gibt, wesentlich präziser.

2.6.1 CO_2-Hyperventilation

Sowohl CO_2 (Kohlendioxyd) als auch O_2 haben einen Effekt auf die *cerebrale Blutzirkulation*. CO_2 in Verbindung mit H_2O erzeugt *Kohlensäure* (H_2CO_3), die ihrerseits in H^+-Ionen und *Bicarbonat-* (HCO_3^-) *Ionen* zerfällt, wodurch die Durchblutung gesteigert wird. H^+-Ionen rufen eine *Vasodilatation* im Gehirn hervor und es kommt zu einer Steigerung des intracraniellen Druckes.

Ebenso erzeugt auch der O_2-Mangel im Blut eine Vasodilatation und somit eine Druckerhöhung im Schädel und führt dadurch zu einer Lösung von blockierten Suturen und einer Lockerung der gespannten Membranen.

Wir bitten den Patienten, in eine Papier- oder Plastiktüte auszuatmen und dieselbe Luft wieder einzuatmen. Dieser Vorgang wird 7–12 × wiederholt und führt zu oben beschriebener Vasodilatation.

2.6.2 Unterstützte Inspiration

So wie das Herz-Kreislauf-System und das respiratorische System einander beeinflussen, so haben auch die *thorakale Atmung* und die *craniosakrale Atmung* eine enge Beziehung zueinander, obwohl es zwei getrennte Systeme sind.

Normalerweise geht bei tiefer Einatmung das *sphenobasiläre Gelenk* in Flexion und bei Ausatmung in Extension.

Goodheart fand folgendes: Wenn das *sphenobasiläre Gelenk* in *Extensionsläsion* ist und der Patient am Ende der Ausatmung die Luft für eine gesamte Atemphase anhält, wird ein starker

Muskel schwach. Dasselbe Testergebnis läßt sich mittels *AR* erzielen, d. h. es tritt ein AR auf. Die Korrektur dieser Läsion geschieht durch Herausfinden der *Läsionsseite* des *Mastoids* und dessen Verschiebung nach anterior, während der Patient tief einatmet.
Im allgemeinen muß dieser Vorgang 5–6 × wiederholt werden. Diese *Läsion* kann sowohl ein- als auch beidseitig auftreten. Bei einer großen Zahl von Patienten bedarf es der „unterstützten Inspiration" auf der einen, der „unterstützten Exspiration" auf der anderen Seite.

2.6.3 Unterstützte Exspiration

In diesem Fall kommt ein AR beim Anhalten des Atems am Ende der Einatmungsphase zustande und deutet auf eine *Flexionsläsion* der SBS. Wieder sucht man die Seite der Läsion, indem man beobachtet, ob die Manipulation des rechten oder des linken Mastoids den AR, der durch die Einatmung provoziert worden war, zum Verschwinden bringt.
Bei der Korrektur schiebt man den *processus mastoideus* nach hinten während der Patient ausatmet.
Die beiden letztgenannten Techniken der unterstützten In- und Exspiration sind nicht nur für das cranio-sakrale System wichtig, wo sie viele andere kleinere Läsionen mitkorrigieren können, sondern auch für die sogenannte „*Dysorganisation*", da es bei Vorliegen einer dieser Läsionen zu völlig inkonstanten Testergebnissen kommen kann.

2.6.4 Therapeutische Beeinflussung des cranio-sakralen Rhythmus (CSR)

Der *CSR* kann zwar im ganzen Körper erfühlt werden, es gibt jedoch einzelne Regionen, in denen er wesentlich einfacher zu spüren ist (s. auch Kap. 1).
D. Brookes empfiehlt dafür, die Daumenballen auf die *sutura squamosa (temporo-parietalis)* zu legen.
Es gibt mehrere Techniken, um diesen Rhythmus zu beeinflussen. Eine von Ihnen ist die „Kompression des Occiput" *(CV4)*, in diesem Buch bereits auf Seite 13/(1.13) besprochen.

2.6.5 Therapie der Suturen

Man sucht die Lokalisation der *strukturellen Läsion*, indem man nacheinander auf die einzelnen Suturen klopft, sie zusammenschiebt und auseinanderzieht. Eine normale Sutur schmerzt nicht, ist weich und gibt nach. Weiter untersucht man die Suturen mittels AR, wie bereits oben beschrieben:
sutura coronalis, s. sphenofrontalis, s. frontozygomatica, s. zygomaticomaxillaris, s. temporozygomatica, s. frontomaxillaris, s. sphenosquamosa, s. squamosa, s. petrosquamosa …
Sobald man die Läsionsrichtung gefunden hat, wird nach der funktionellen Methode in dieser Richtung therapiert.
Für komplizierte Fälle, bei denen keine konkrete Richtung anzugeben ist, kann die V-Spreiz-Technik eingesetzt werden (→ Abb. 32–34, *Rossaint*).

2.6.6 Therapie der Membranen

Wie schon im Anatomieteil beschrieben, sind drei meningeale Strukturen von besonderer Bedeutung im CSS, nämlich

— die *Falx cerebri*,
— das *Tentorium* und
— die *Duralröhre*.

Die Techniken sind für die Dysfunktion der Falx cerebri der „*frontal-lift*" (→ Abb. 30), für das Tentorium die „*ear-pull*"-Technik (→ Abb. 24) und für die Duralröhre eine Traktion des Occiput. Zur Diagnostik prüft man, ob entweder bei Anhebung des os frontale oder bei einem „ear pull" ein AR auftritt; dadurch weiß man, daß die Membran nicht mehr genügend Elastizität besitzt und der Patient mit dieser Technik behandelt werden muß.

2.6.7 Therapie der Muskulatur

Die Techniken zur Korrektur von *muskulären Dysfunktionen* leiten sich von *Jones* und *Korr* her. Man sucht als erstes mit dem Zeige- und Mittelfinger einen *Triggerpunkt* (TP) auf dem Muskel (d. h. einen schmerzhaften Druckpunkt mit Ausstrahlung – siehe *Travell*) und dann die Position, die diesen Druckschmerz und die Ausstrahlung wieder zum Verschwinden bringt. Im allgemeinen ist es die Richtung, in der sich der Muskel entspannt (d. h., die Ursprung und Ansatz des Muskels einander annähert). Es werden in der Folge die wichtigsten Muskeln mit ihren häufigsten TP besprochen, ebenso die Therapierichtung.

Sobald man also eine schmerzfreie Stellung gefunden hat, führt man eine sogenannte „Feineinstellung" durch, d. h. man sucht die exakte Position, in der man fühlt, daß der TP ganz verschwunden ist. Es können dabei Millimeter entscheidend sein. Die Behandlungszeit beträgt gemäß den Untersuchungen von Jones etwa 90 Sekunden.

Besonders wichtig für den bleibenden Erfolg ist das langsame und schonende Zurückführen in die neutrale Position.

Eine Verkürzung der Therapiezeit auf 30 sec. kann durch Spreizen der beiden Finger über dem TP und Auseinanderziehen der Haut erreicht werden.

2.6.7.1 M. temporalis

a) Lokalisation der TP (Abb. 48):
- am lateralen Ende des oberen Orbitalrandes (etwa 3E 23 d. Akupunktur) (1)
- in einer Vertiefung vor dem Ohr, etwas oberhalb des *condylus mandibularis* (3E 21) (2)
- genau oberhalb des Ansatzes der Ohrmuschel (3E 20) (3)

b) Therapie
- Der Patient befindet sich in Rückenlage.
- Der Therapeut hält mit einer Hand den TP, faßt das Kinn mit der anderen Hand und versucht, die Position der *Mandibula* bis zu einem Punkt der maximalen Entspannung zu verändern. Dabei geht die Schmerzhaftigkeit des Triggerpunktes stark zurück.
- Danach nochmalige Kontrolle des TP.

2.6.7.2 M. masseter (→ Abb. 49)

a) Lokalisation der TP
- Der Patient öffnet den Mund maximal. Die TP finden sich meist an den beiden Enden des Muskels (1, 2).

b) Therapie
- Der Therapeut faßt den Unterrand der *Mandibula* und führt ihn in Richtung TP, während die Fingerkuppen der anderen Hand auf dem TP liegt.
- Vorgang für jeden TP wiederholen.

2.6.7.3 M. trapezius (→ Abb. 50)

a) Lokalisation der *Triggerpunkte*
- Der wichtigste TP befindet sich am Unterrand des M. trapezius in der Mitte zwischen *Acromion* und C7 (Akupunkturp. GB 21) (Abb. 50).

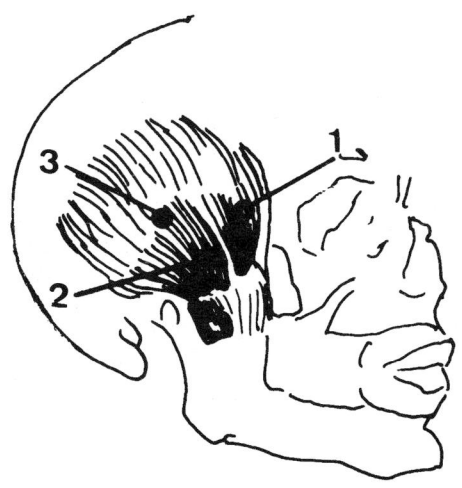

Abb. 48: M. temporalis

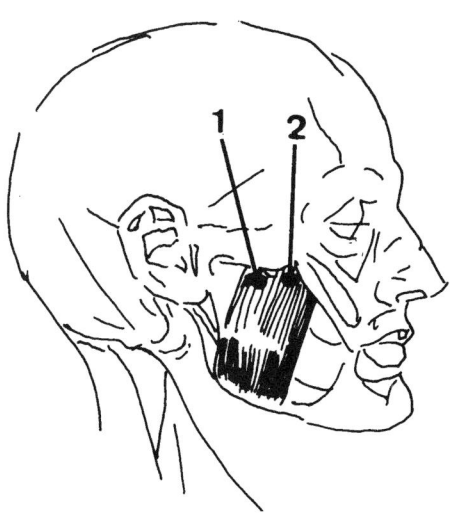

Abb. 49: M. masseter

2.6 Therapie

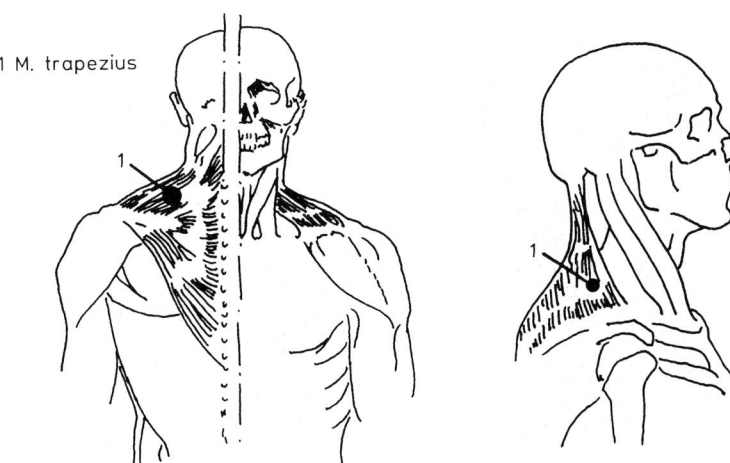

Abb. 50: M. trapezius

b) Therapie
– Der Patient neigt den Kopf zur Seite des TP und dreht ihn nach der Gegenrichtung.
– Er hebt die Schulter und bleibt in dieser Haltung bis zum Moment der Entspannung.

2.6.7.4 M. sternocleidomastoideus (→ Abb. 51)

a) Lokalisation des TP
– Der TP befindet sich im cranialen Teil des Muskels, nahe des Ansatzes am *processus mastoideus* (→ Abb. 51).

– Darüber hinaus können sich in der gesamten Länge des Muskels Triggerpunkte befinden.

b) Therapie
– Der Patient dreht den Kopf in die Gegenrichtung des TP und hebt den Kopf von der Unterlage.
– Der Therapeut verstärkt diese Haltung und sucht die Position, bei der der TP seine Schmerzhaftigkeit und Spannung verliert.

2.6.7.5 M. piriformis (→ Abb. 52)

– Aus der Tatsache, daß das Sakrum auf den beiden Mm. piriformes „gelagert" ist, können wir ihre große Bedeutung sowohl für die Störungen im Beckenbereich als auch das ganze cranio-sakrale System ermessen.

a) Lokalisation des TP
– Der TP befindet sich 2 Querfinger medial und oberhalb des *trochanter major.*

b) Therapie
– Der Patient befindet sich in *Bauchlage,* das Bein an der Seite des TP hängt neben dem Tisch herunter.
– Der Therapeut bringt das *Kniegelenk* in Flexion und das *Hüftgelenk* in Flexion und Abduktion bis zur merklichen Entspannung des TP.

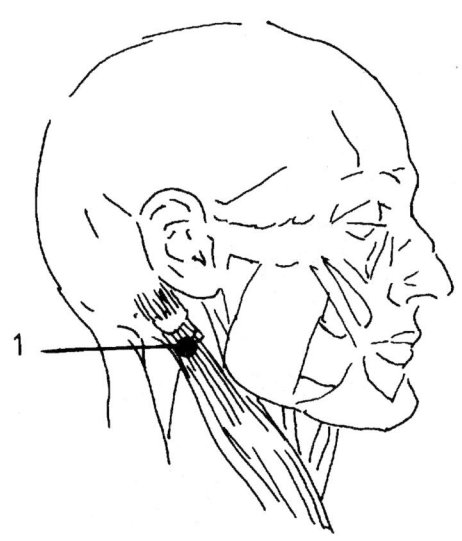

Abb. 51: M. sternocleidomastoideus

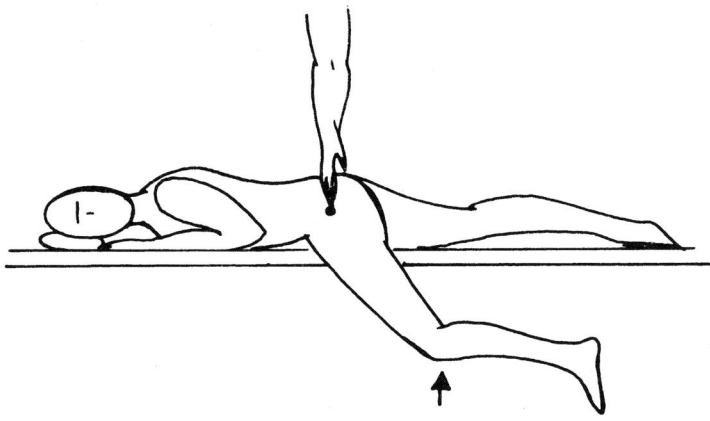

Abb. 52: M. piriformis

2.6.8 Therapie des Kiefergelenks (TMG)

Es besteht ein enger Zusammenhang zwischen dem *CSS*, seiner Muskulatur und der Funktion des Kiefergelenks (s. auch *Kap. 1*). Mit der *PE* ist es möglich sehr schnell zu differenzieren, ob und welcher Muskel an einer Dysfunktion des Kiefergelenks beteiligt ist.

a) Diagnose
– Der Patient drückt auf beide *Gelenkköpfe*.
– Das Auftreten eines AR ist als Hinweis auf eine Störung im Kiefergelenk selbst zu werten.
– Um die Muskulatur zu untersuchen, lassen wir den Patienten das KG locker in vertikaler Richtung bewegen (Mund schnell auf und zu machen) und dann im offenen bzw. geschlossenen Zustand stoppen (Achtung: nicht forcieren!)
AR bei offenem Mund weist auf eine Störung des *M. pterygoideus ext. (lat.)* hin.
AR bei geschlossenem Mund weist auf eine Störung des *M. masseter* oder des *M. temporalis* hin.
Als nächste Probe wird der Patient aufgefordert, ebenso locker eine transversale Bewegung auszuführen, mit Stop einmal links und einmal rechts.
Ein AR weist auf eine Störung des *M. temporalis* (post. Teil), des *M. pterygoideus int. (med.)* und des *M. pterygoideus ext. (lat.)* hin.
– Der Patient drückt wieder auf beide KG, gleichzeitig läßt man ihn schlucken. Das Auftreten eines AR ist als Hinweis auf ein Okklusionsproblem oder eine schlechte Schluckfunktion zu interpretieren.
– Man wiederholt diesen Test, aber diesmal legt man dem Patienten eine Watterolle zwischen die Schneidezähne, so daß während des Schluckens kein Zahnkontakt entstehen kann. Wenn nun kein AR auftritt, dann ist dies ein Zeichen für ein Okklusionsproblem. Bleibt der AR bestehen, liegt wahrscheinlich eine Schluckdysfunktion vor und man sollte dann die Zunge selbst, die Zungenbeinmuskulatur und natürlich die nervale Versorgung dieser Muskeln untersuchen und behandeln.

b) Therapie
– S. Abschnitt 2.6.7: Therapie der Muskulatur
– *Spindelzelltechnik* der Kinesiology
– *Golgi-Sehnentechnik* der Kinesiology
– Medikamente, z. B. Vitamine, Mineralien
– Mandibula-TMG-Traktions-Technik (→ Abb. 25–27)

2.7 Das Ziel der Therapie des cranio-sakralen Systems

– Normalisierung der nervalen Funktion, die beeinträchtigt sein kann durch eine
  • *mangelhafte Blutversorgung,*
  • eine Überreizung infolge von Läsionen im Bereich der Schädelstrukturen (dies ist der wesentlich gravierendere Einfluß),
– Normalisierung der Reaktionen auf *Streß*,

2.10 Zusammenfassung

- Normalisierung der Zirkulation,
- Verbesserung der *Homöostase,*
- Ausgleich der Spannung aller *Körperfascien.*

2.8 Krankheitsbilder, bei denen eine Störung im CSS ursächlich beteiligt sein kann

Asthma bronchiale
Bronchitis
Cerebralparalyse
Depression
Diplopie
Enuresis
Epilepsie
Erbrechen
Exophthalmus
Fieber
Geistige Retardierung
Gesichtslähmung
Gesichtszucken
Glaukom
Grippe
Herpes
Herz-Kreislauferkrankungen
Hyperkinetisches Syndrom
Hypertonie
Infektionskrankheiten
Konjunktivitis
Kopfschmerzen
Krampfzustände
Kropf
M. Menière
Meningitis
Mongoloismus
Myopie
Nervöser Tick
Neurasthenie
Otitis
Rachitis
Rhinitis
Rhinopharyngitis
Schlaflosigkeit
Schwindel
Sinusitis
Skoliose
Strabismus
Struma
Taubheit
Torticollis
Trigeminusneuralgie
Wirbelsäulenpathologien

2.9 Kontraindikationen

- Schädelfrakturen
- intracranielle Blutungen

2.10 Zusammenfassung

Aus der traditionellen chinesischen Medizin kennen wir das Bild des Lebens als Wechselspiel von Yin und Yang, als eine ständige Pendelbewegung um einen Mittelpunkt, der Gleichgewicht und Harmonie bedeutet.
Nur ein freies Zirkulieren der Kräfte ermöglicht das Funktionieren dieses Zusammenspiels.
So bewegen sich auch die verschiedenen Strukturen im Körper in einem gleichmäßigen Eigenrhythmus. Im Schädel ist es die Fluktuation des liquor cerebrospinalis, die ein „Pendeln" der Schädelknochen zwischen Dilatation – Exorotation und Retraktion – Endorotation bewirkt.
Wird diese vitale Bewegung an einem Punkt behindert, stellt dies die Funktion des gesamten cranio-sakralen Systems, im weiteren Verlauf damit auch der anderen Körpersysteme, in Frage.
Besteht also der Verdacht auf eine Fehlfunktion im CSS, muß diese möglichst genau lokalisiert werden. Das gelingt dem sehr erfahrenen Cranial-osteopathen sicherlich, einem Anfänger oder mäßig Fortgeschrittenen jedoch wesentlich schwieriger, da die Bewegungen und ihre Einschränkungen sehr subtil sind.
Daher sehen wir in der Physioenergetik mit dem Armlängenreflex (AR) eine gute und praktikable Methode zur Diagnose und Differentialdiagnose des lokalen Problems und zur Kontrolle nach der Therapie.
Darüber hinaus bietet sie die Möglichkeit, im ganzheitsmedizinischen Sinn weiterzuarbeiten und zu sehen, ob hinter dem cranialen Problem andere Faktoren (psychische, chemische, elektromagnetische etc.) stehen, die, wenn sie nicht erkannt und behoben werden,

dieselbe Läsion immer wieder zurückkehren lassen.

Die cranio-sakrale Therapie ist eine ganzheitliche Therapieform, die Physioenergetik das Brückensystem, das den Bezug zum Individuum als Einheit von Körper, Geist und Seele herstellt.

2.11 Literatur

Brookes: Lectures on cranial osteopathy. Thorsons Publishers Limited, Wellingborough Northampten 1981

Gelb, W.: Clinical management of head, neck and TMJ pain and dysfunction. Saunders company London 1977

Magoun: Osteopathy in the cranial field. Kirksville Missouri 1976

McCatty: Essential of Craniosacral osteopathy. Ashgrove Press LTD. 1988

Kendall: Muscles: Testing and Function. Williams & Wilkins, Baltimore, USA 1984

Frymann, V.: Relation of disturbances of craniosacral mechanism to symptomatology of newborn. JAOA Vol. 65 (Jun 1966)

Frymann, V.: A study of the motions of the living cranium. JAOA Vol. 70 (May 1971)

Goodheart: Applied Kinesiology. Workshop procedure manuals (1977, 79) Eigenverlag. Detroit

Retzlaff: Nerve fibers and endings in the cranial sutures. JAOA Vol. 77 (Feb. 1978)

Travell: Myofascial pain and dysfunction. Williams & Wilkins, Baltimore 1983

Korr: Spinal Cord as organiser of disease process. Yearbook Academy Osteopathy 1976

Chaitow: Soft-Tissue manipulation. Thorsons Publishing group 1987

Jones: Correction spontanée par positionnement. Maloine Paris 1985

Struyf-Denys: Les Chaînes musculaires et articulaires. SBO Charleroi Belgique

Upledger: Craniosacral Therapy. Eastland Press Seattle 1983

Upledger: Craniosacral Therapy II. Eastland Press Seattle 1987

Solano, R.: L'Ostéopathie Crânienne. Maloine Paris 1986

Stowe, R. S.: Measurement of bone torsion in vivo. Vortrag: 13. Intern. Kongreß für Photogrammetry, Helsinki 1975

3 Zahnheilkunde und craniale Osteopathie

Johann Lechner

3.1 Gibt es Leben ohne Rhythmus?

Leben heißt reagieren, reagieren und agieren in bestimmten Rhythmen. In letzter Zeit ist die durchgängige Bedeutung rhythmischer Prozesse im Bereich der Biologie und Medizin immer stärker erkannt worden: Fluggesellschaften lassen ihre Piloten nach dem Biorhythmus fliegen, Medikamente werden entsprechend dem zirkadianen Rhythmus eingenommen, weil ihre Wirksamkeit signifikant von der tageszeitabhängigen Organaktivität beeinflußt wird. Herzrhythmus, Atemrhythmus und Verdauungsrhythmus sind uns in der Medizin schon allzu selbstverständlich geworden, als daß wir noch darüber nachdenken würden.

Kurz: Jedes System in unserem Körper, das wir als „gesund" und wohlfunktionierend empfinden, arbeitet in dem ihm angemessenen Rhythmus.

Liegt eine „Rhythmus-Störung" vor, können wir behaupten, daß eine Funktionsstörung bzw. Krankheit vorliegt.

Dieses Buch soll ein weiteres rhythmisches System vorstellen, das als schwingungsfähiges Element des Organismus bislang weitgehend abseits gestanden hat, auch im Bewußtsein ganzheitlich denkender Ärzte: das *knöcherne Cranium*. Die therapeutische und diagnostische Beschäftigung mit den knöchernen Strukturen des Schädels wird als *craniale Osteopathie* bezeichnet.

3.2 Das knöcherne Cranium – ein rhythmisches System

3.2.1 Was ist craniale Osteopathie?

Im weitesten Sinne ist darunter die Feststellung zu verstehen – die in den letzten Jahren von amerikanischen Osteopathen und Chiropraktikern gemacht wurde –, daß sich der knöcherne Schädel rhythmisch in seiner *anterio-posterioren Ausdehnung* verkürzt und sich gleichzeitig in seiner lateralen Dimension ausdehnt, um sich anschließend in seiner anterio-posterioren Dimension zu verlängern und gleichzeitig lateral wieder schmäler zu werden. Diese wechselweise ablaufende Bewegung findet 8–14 mal pro Minute statt, bei normaler Gesundheit. Das heißt bildhaft: Der knöcherne Schädel führt eine Art Atembewegung (sog. Schädelatmung) aus, allerdings ohne sein Volumen quantitativ zu verändern. Lediglich die Dimensionen des *Craniums* ändern sich rhythmisch (siehe auch S. 3) [17, 27].

Der *craniale Bewegungsrhythmus* kann also pathologisch erhöht (> 14/min) oder vermindert (< 8/min) sein. Genauso wie der Gesamtrhythmus des Craniums eingeschränkt sein kann, können auch *einzelne* Schädelknochen in ihrer Beweglichkeit eingeschränkt sein. Es ist leicht vorstellbar, daß innerhalb des komplexen Gefüges der Schädelknochen einer oder mehrere „verklemmt" oder „verschoben" sind. In diesem Fall wird sich die Störung im *Bewegungsmuster* des betroffenen Knochens auf die Harmonie der Gesamtbewegung des Craniums auswirken.

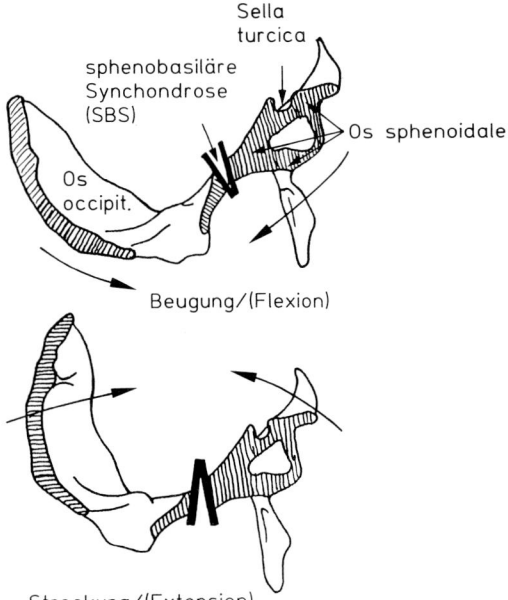

Abb. 53: In diesem Bild ist an einem Sagittalschnitt sichtbar, wie man sich die Bewegung z. B. des *Occiput* und des *Sphenoid* innerhalb eines cranialen Rhythmus vorzustellen hat: Die Pfeile zeigen die wechselnde Bewegungsrichtung von os occipitale und os sphenoidale an; im Sinne der Flexions- und Extensionsbewegungen der beiden Schädelknochen verändert sich die Gestalt der sog. *sphenobasilären Synchondrose (SBS)*

Abbildung 53 zeigt, wie z. B. die Bewegung des Occiput und des Sphenoids innerhalb eines cranialen Rhythmus und in nur *einer* Ebene dargestellt abläuft:
Beide Knochen bewegen sich an der sphenobasilären Synchondrosis zangenförmig voneinander weg (= Flexion) und wieder aufeinander zu (= Extension). Zu beachten ist die *sella turcica* – in der die *Hypophyse* liegt – die selbstverständlich die Bewegungen des corpus sphenoidalis (Körper des Keilbeins) mitmacht, im Sinne einer leicht vorstellbaren Auf- und Abbewegung.
Diese, mit dem cranialen Rhythmus korrespondierende *Lageänderung der Hypophyse* ist besonders beachtenswert; sie wird in unseren folgenden Überlegungen noch eine wichtige Rolle spielen.

3.2.2 Worin besteht eine craniale Therapie?

Zunächst wird über palpatorische und sensorische manuelle Feinarbeit des Therapeuten untersucht, ob der *craniale Rhythmus* in seiner Frequenz abnorm erhöht oder erniedrigt ist. Danach werden die Schädelknochen, die aus dem normalen Bewegungsrhythmus in Frequenz und Amplitude besonders herausfallen, mittels palpatorischer und sensorischer *Fingertechnik* ermittelt [27, 29]. Die Therapie selbst besteht aus *sanfter Manipulation* und *Stellungskorrektur* der betroffenen Schädelknochen (s. *Rossaint* u. *v. Assche*). Nichts wird zu sehr forciert oder erzwungen. Das Gefühl für den Patienten ist in der Regel sehr angenehm und trotz der geringen spürbaren therapeutischen Einflußnahme von überraschend tiefgreifender Wirkung auf Physis und Psyche gleichermaßen.

3.2.3 Cranium, Dura und Zentral-Nervensystem

Wir haben es beim *Cranium* mit einem anatomisch-physiologischen System zu tun, das charakterisiert ist durch eine rhythmische Bewegung im Schädel. Diese ständigen *Veränderungen der Schädeldimensionen* wirken sich natürlich auch auf die unmittelbar mit dem knöchernen Cranium in Verbindung stehenden anatomischen Gebilde aus: auf *Duralmembranen* in Form einer Hin- und Herbewegung. Das *Zentrale Nervensystem* und die *Cerebro-Spinal-Flüssigkeit* werden durch die rhythmische Veränderung der knöchernen „Hülle" einem wechselnden Stimulus ausgesetzt. Dieser Stimulus fördert rein mechanisch die *Fluktuation* der cerebralen und spinalen Flüssigkeiten; die *Ventrikel* werden dadurch geradezu einer Massage ausgesetzt.
Selbst das *Sakrum* nimmt an dieser *cranialen Bewegungsrhythmik* teil (siehe auch Abb. 5 und Abb. 10).
Occiput und Sakrum sind zum Beispiel wie zwei Zahnräder über die *Duralmembranen* verbunden und machen gleichsinnige Bewegungen, während die Dura hin und her bewegt

3.2 Das knöcherne Cranium – ein rhythmisches System

wird und die *Cerebrospinalflüssigkeit* einer wichtigen *Pumpstimulation* ausgesetzt ist. Die Einheit von Sakrum und Schädel wird als *cranio-sakrales-System (CSS)* bezeichnet [7]. *(Upledger)*

Wir müssen also unsere bisherigen Vorstellungen mehr oder weniger korrigieren: Der Schädel ist nicht eine Art knöcherner Stahlhelm, der ausschließlich Schutz- und Haltefunktion für die darunterliegenden Hirnanteile hat, und die *Suturen* sind nicht festverwachsene Schweißnähte in der adulten Entwicklungsphase. Sondern: Die *Suturen* haben *echte Gelenksfunktionen* und sind die anatomisch-funktionelle Grundlage für die *craniale Bewegungsrhythmik*. Die unterschiedliche Ausbildung der Suturen läßt den Rückschluß auf spezifische Aufgaben innerhalb der cranialen Bewegungsrhythmik zu, in Form von *Gleitflächen, Scharniergelenken* u. ä.

An der cranialen Rhythmik nehmen das *Sakrum* und 29 Schädelknochen teil. Verschiedene Schädelknochen sind in Abb. 54 als ineinandergreifendes Räderwerk in nur *einer Ebene* dargestellt. Man kann sich leicht ein Bild von der Kompliziertheit und Komplexheit der Bewegungen *aller* Schädelknochen in *drei* Dimensionen machen [7, 17, 27].

3.2.4 Welche Bedeutung hat ein funktionierender cranialer Rhythmus?

Der Aspekt der cranialen Osteopathie zwingt, wegen dieser Zusammenhänge innerhalb des zentralen Nervensystems, geradezu zu einer ganzheitlichen Annäherung an das Problem. Betrachten wir zunächst das os sphenoidale mit der sella turcica, wie in Abb. 54 bereits dargestellt.

Auf dem Bild ist die Bewegung des Keilbeins in einer Ebene um die eingezeichnete *Rotationsachse* zu sehen. Es macht die Vorstellung nicht leichter, aber in Wirklichkeit bewegt sich jeder Schädelknochen in sechs Richtungen, nämlich in drei Ebenen jeweils hin und her, vor und zurück und von medial nach lateral.

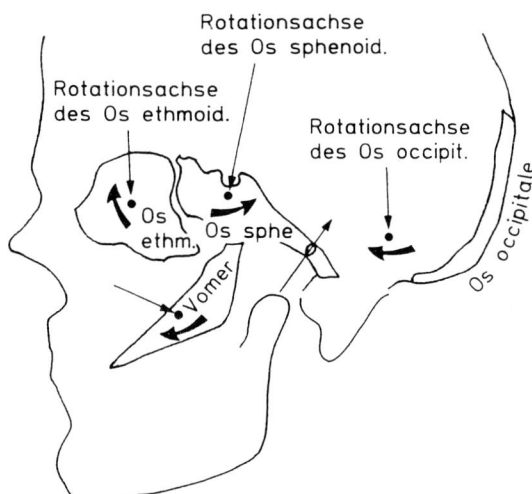

Abb. 54: Die Schädelknochen bilden ein dreidimensionales ineinandergreifendes Räderwerk, wobei hier nur *eine* Ebene gezeigt ist

Hier ist nur die Kippbewegung in sagittaler Ebene und die Funktion der *spheno-basilären Sutur* dargestellt. Wir haben bereits eingangs den Einfluß der cranialen Bewegungsrhythmik auf die Cerebrospinalflüssigkeit erwähnt. Das rhythmische Auf und Ab des Keilbeins bewirkt aber auch eine *rhythmische Bewegung der Hypophyse*. Damit wird aber ganz wesentlich das endokrine Funtionsmuster dieser zentralen Drüse bestimmt, denn der craniale Rhythmus kann als ein notwendiger funktioneller Stimulus für die Hypophyse angesehen werden. Zusätzlich dehnt sich ein Ausläufer des *dritten Ventrikels* in die Fissur der Hypophyse aus, so daß ein weiterer funktioneller Stimulus auf die Hypophyse vom intakten *Ventrikelrhythmus* vorstellbar ist. Dieser wiederum ist seinerseits abhängig vom intakten cranialen Rhythmus.

Abbildung 55 zeigt die schematische Darstellung eines normalen, freien cranialen Rhythmus. Dieses frei ausgelebte Bewegungsmuster kann natürlich in der Dimension seiner Bewegungen eingeschränkt sein. Da der Organismus aber versucht, die summarische Intensi-

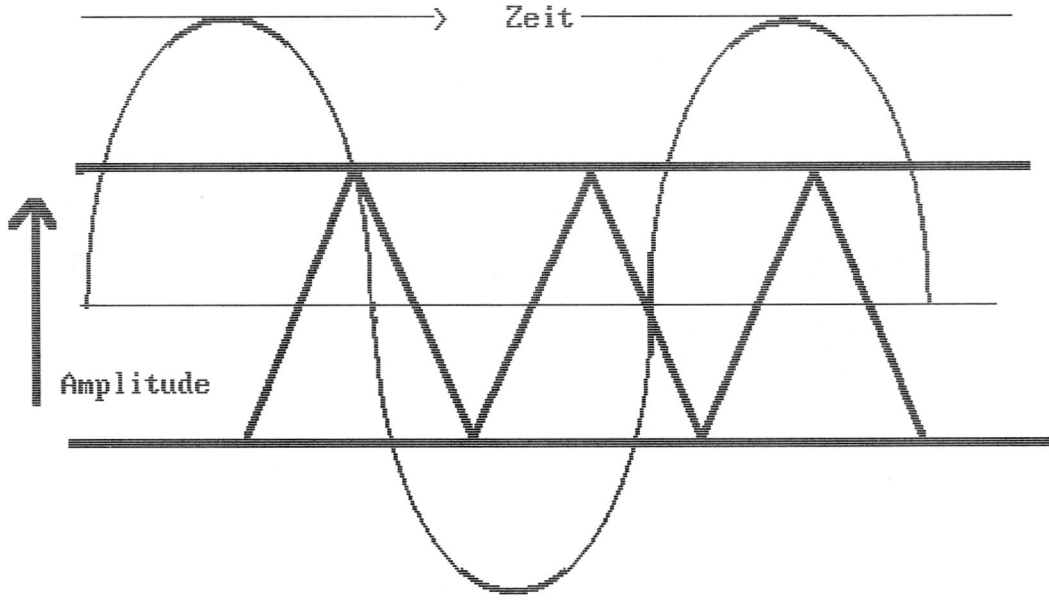

Abb. 55: Schematische Darstellung eines normalen, frei schwingenden cranialen Rhythmus und eines eingeengten, abnorm beschleunigten Rhythmus

tät seiner biologischen Funktionen aufrechtzuerhalten, wird die eingeschränkte *Amplitude* über eine Erhöhung der *Frequenz* ausgeglichen. Dieser *Kompensations-Mechanismus* führt zu der in Abb. 55 dargestellten Veränderung der Funktionskurve.

Wir kennen ähnliche Rhythmusänderungen vom Herzen in tachycardem Sinn, oder von Flachatmung. Hier sind uns die pathologischen Zustandsbilder und ihre Folgen bekannt.

Es ist nach unseren anatomischen-physiologischen Vorüberlegungen leicht vorstellbar, daß eine normal stimulierte *Hypophyse* im harmonischen, voll ausgelebten Rhythmus ihre endokrinen Funktionen ganz anders bewerkstelligt, als innerhalb einer eingeengten und stark beschleunigten cranialen Amplitude.

Die generelle Wichtigkeit der *Hypophysenfunktion* auf das *endokrine Gleichgewicht* und die *hormonelle Steuerung des Gesamtorganismus* soll hier nicht herausgestellt werden. Daß diese aber sekundär abhängig ist von der primären Intaktheit des cranialen Rhythmus, ist – glaube ich – eine neue Erkenntnis der cranialen Osteopathie, die sich lohnt, herausgestellt zu werden. Denn wie der Herd im *Mesenchym* als Blockade, als *Therapiebremse* wirkt bei *Neutraltherapie, Akupunktur, Homöopathie* etc., so muß die *primäre Läsion des cranialen Rhythmus* als Blockade so wichtiger zentraler Regelstationen wie der Hypophyse wirken. Aus den bisherigen Überlegungen läßt sich eine Hypothese aufstellen:

→ Hypothese Nr. 1:

Wenn die Funktion der *Hypophyse* vom intakten cranialen Rhythmus abhängt, dann muß sich nach der Therapie eines blockierten

Craniums der Funktionszustand der Hypophyse gegenüber dem Ausgangswert verbessern.

3.3 Der Einfluß cranialer Therapie auf die Hypophyse

3.3.1 Methodik der Untersuchung

Wir haben versucht, mit bioenergetischen Meßmethoden die Wirksamkeit einer cranialen Therapie nachzuweisen und die Richtigkeit unserer theoretischen Überlegungen in der Praxis zu überprüfen. Ist es möglich, über Korrektur eines eingeschränkten cranialen Bewegungsmusters den Funktionszustand der Hypophyse positiv zu beeinflussen? Angewendet wurden zur Bestimmung des Funktionszustandes der Hypophyse sog. *biofunktionelle Meßmethoden*, wie z. B. die *Elektroakupunktur nach Voll (EAV)* [15, 28].
Bei dieser Meßmethode wird die elektrische Ladungsdichteverteilung auf der Hautoberfläche abgetastet, und zwar bevorzugt im Bereich sog. *Meridian-Endpunkte* an den Fingerkuppen. Es wird also hierbei zunächst der Hautwiderstand an definierten Punkten des Meridian-Systems gemessen. Dabei treten folgende Phänomene auf:

1. Die *Widerstandswerte* ändern sich in Abhängigkeit vom Zustand des Probanden und in Abhändigkeit von Medikamenten, die sich im elektrischen Meßkreis befinden. (Der letztere Zusammenhang kann bis heute nur empirisch bewertet werden.)
2. Bei relativ gesunden Patienten folgt die Häufigkeit, mit der bestimmte Widerstandswerte gemessen werden, einer *logarithmischen Normalverteilung*. Eine rein zufällige Verteilung der Meßwerte würde einer *Gauß-Verteilung* entsprechen. Die Erstellung der Meßwerte entspricht damit einem echten biologischen Phänomen [21].
3. Art und Schwere der Erkrankung des Probanden korrelieren statistisch signifikant mit dem Grad der *Abweichung von der logarithmischen Normalverteilung* der Meßwerte [18, 19, 20].
4. Die *Deutung* der Erkrankung erfolgt nach der üblichen Interpretation des Meridiansystems [2, 19, 28].

Der elektrische Hautwiderstand wurde mit dem *Dermatron-Gerät* der Firma Pitterling an den entsprechenden Punkten des Drei-Erwärmer-Meridians (endokriner Meridian) gemessen. Diese Messungen wurden an den Patienten jeweils *vor* bzw. *nach* cranialer Therapie durchgeführt.
Der Funktionszustand der untersuchten Organe wurde mit den *Organpräparaten* der Fa. WALA, Bad Boll gemessen, und zwar *Hypophysis* in der homöopathischen Potenzierung von D3 bis D30, desgleichen *Pia mater* D 3 bis D30, *Dura mater* und *Hypothalamus*. Hierbei entspricht ein Meßwert von D6 eines Organpräparates einem normalen Funktionszustand des Organs. Nach klassischer EAV-Definition sind Werte unterhalb D6 bis D3 einer degenerativen Tendenz und Werte oberhalb D6 bis D30 einer zunehmend entzündlichen Tendenz zuzuordnen.
Bei den untersuchten Organen ist es allerdings wohl besser, statt von Entzündung von *Überfunktion* und statt Degeneration von *Unterfunktionen* im Sinn einer eingeschränkten *Funktionsamplitude* zu sprechen. Es wird dann auch verständlich, daß wir in unseren Messungen erhöhte (> D6) und erniedrigte (< D6) Meßwerte nebeneinander gefunden haben; denn im Sinne der Aufrechterhaltung des funktionellen Gleichgewichts versucht der Organismus offenbar, die Einschränkung der Funktions-Amplitude einerseits mit einer überlagerten Erhöhung der *Funktions-Frequenz* zu kompensieren und umgekehrt.

3.3.2 Ergebnisse der Untersuchung

Nachfolgend die Ergebnisse, die an drei Patienten im einzelnen dargestellt werden [17]:

1. Diagramm 1 (Abb. 56)
2. Diagramm 2 (Abb. 57)

Abb. 56: Patient: A. S.

	D3	D4	D5	D6	D8	D10	D12	D15	D30
Hypophysis	X		0			0	X		
Pia mater	X			0		0		X	
Dura mater	X		0			0			X
Hypothalamus				0	X				

X = EAP-Meßwerte vor der cranialen Therapie
0 = EAP-Meßwerte nach der cranialen Therapie

Abb. 57: Patient: E. S.

	D3	D4	D5	D6	D8	D10	D12	D15	D30
Hypophysis	X			0	0			X	
Pia mater			0		0			X	
Dura mater	X						0	X	
Hypothalamus		X	0		0		X		

X = EAP-Meßwerte vor der cranialen Therapie
0 = EAP-Meßwerte nach der cranialen Therapie

Abb. 58: Patient: R. H.

	D3	D4	D5	D6	D8	D10	D12	D15	D30
Hypophysis	0						X	0	
Pia mater			X	0			0		
Dura mater			X	0		0		X	
Hypothalamus			0	X					

X = EAP-Meßwerte vor der cranialen Therapie
0 = EAP-Meßwerte nach der cranialen Therapie

Bei beiden Patienten verändern sich nach nur drei bzw. einer cranialen Therapie – die von einer ausgebildeten Therapeutin aus England ausgeführt wurden – die Meßwerte dramatisch. Sowohl extreme Werte der Über- als auch der Unterfunktion nähern sich dem funktionellen Normwert von D6 signifikant an.

3. Diagramm 3 (Abb. 58)
Bei dieser Partientin wurde zur eigenen Gegenkontrolle eine *craniale Therapie* durchgeführt, obwohl weder die kinesiologische/physioenergetische Vortestung, noch der palpatorische Befund der Therapeutin auf eine craniale Läsion hindeuteten. Die Ausgangswerte ändern sich nach cranialer Therapie praktisch nicht, werden z.T. eher noch *Hypophyse* und anderen Teilen des *ZNS* ist in diesem Fall nicht primär einer *cranialen Bewegungseinschränkung* zuzuordnen. Denn selbstverständlich wird nicht *jede* Funktionseinschränkung der Hypophyse einer cranialen Läsion primär anzulasten sein.

Unsere Untersuchung kann zweierlei verdeutlichen:

1. Das *craniale Bewegungsmuster* nimmt tatsächlich einen wichtigen funktionellen Stellenwert ein, wie von unseren anatomisch-physiologischen Vorüberlegungen her anzunehmen war.
2. Mit den Untersuchungsergebnissen liegt dem Therapeuten auch eine greifbarere Vorstellung von dem, was *craniale Rhythmik* bedeutet vor, als nur von dem schwer feststellbaren und nicht sichtbaren Phänomen an sich.

Wir können somit über eine Einschränkung oder Irritation des cranialen Bewegungsrhythmus eine Bedingung mehr für zentrale Störungen wichtiger peripherer Organfunktionen annehmen. Da der Organismus in erster Linie ein funktionell gesteuertes System darstellt und die *Hypophyse*, wie das gesamte *Zentralnervensystem*, für eine intakte Steuerung zuständig ist, steht die Bedeutung des cranialen Rhythmus medizinisch an vorrangiger Stelle.

3.4 Welche Bedeutung hat die craniale Osteopathie für den Zahnarzt?

Das knöcherne Cranium besteht auch aus Teilen, für deren Zustand sich der Zahnarzt verantwortlich fühlen sollte: Das Zusammenwirken von Oberkiefer- und Unterkiefer-Zahnreihe – die sog. „Okklusion" – bestimmt wesentlich den intakten Zustand beider *Kiefergelenke*. Hat man als Zahnarzt aber die Existenz und die funktionelle Bedeutung des cranialen Rhytmus erkannt, entsteht sofort eine neue Frage: Wieweit können die funktionellen Voraussetzungen eines intakten cranialen Rhythmus durch die okklusale Situation und die Beziehung *Kiefergelenk – Os temporale-Cranium* beeinflußt werden oder sich wechselseise stören?

3.4.1 Cranium und Kiefergelenk (TMG)[1]

Zur Beantwortung der vorhergehenden Frage wollen wir als zweites die Aufmerksamkeit auf das *os temporale* lenken. In der englischsprachigen Literatur wird das Bewegungsmuster des Schläfenbeins als „*wobbely wheel*", d.h. als wackeliges Rad – es „eiert" sozusagen – umschrieben. Wenn man sich als Zahnarzt dieses Bild des wobbely wheel vor Augen führt, dann bleibt ein Konflikt mit der festgefügten Lehrmeinung nicht aus. Denn der archimedische Punkt des modernen Zahnarztes bei allen Zahnersatzarbeiten ist die *Kiefergelenksachse*, die stabil durch die Gelenksfortsätze des Unterkieferastes verläuft, sofern nur der *Gelenkkopf* stabil in der *Gelenkpfanne* sitzt [25] (Abb.59).

Doch die *Gelenkpfanne selbst ist Teil des os temporale*: daher ändert sie nicht nur ihre Position 8–14 mal in der Minute – entsprechend dem cranialen Bewegungsmuster wie ein wobbely wheel –, sondern sie ist in ihrer

---

1 *Schöttl:* Cranio-mandibuläre Regulation, Hüthig 1991 (siehe auch *v. Assche/Rossaint*)

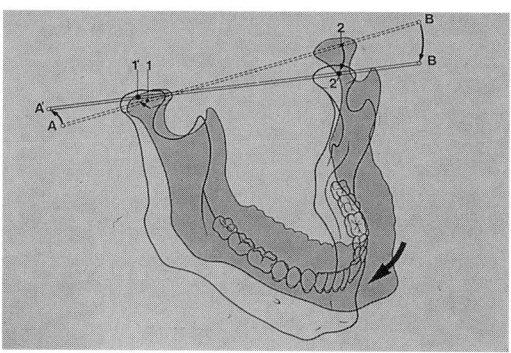

Abb. 59: Die virtuelle Kiefergelenksachse als mechanistischer Fixpunkt im bisherigen gnathologischen Konzept

Gesamtposition innerhalb des Schädels genauso verschiebbar wie auch das os temporale als Ganzes verschiebbar ist.

Wenn – wie auf Abb. 60 dargestellt – das linke os temporale nach außen geschert ist, nimmt selbstverständlich die *fossa mandibulae*, also die Gelenksgrube des linken Kiefergelenks, einen anderen *Neigungswinkel* in allen drei Dimensionen ein. Die *Gelenkbahnen* von rechtem und linkem Gelenk müssen demzufolge verschieden sein.
Es läßt sich also eine zweite Hypothese aufstellen:

→ Hypothese Nr. 2:
Wenn durch *Fehlstellung des os temporale* innerhalb des Craniums die Gelenkbahnneigungen des Kiefergelenks beeinflußt sein können, dann müßten durch Reposition des os temporale mittels *cranialer Therapie* die Winkel der Gelenkbahnen sich gegenüber dem Ausgangswert verändert haben.
Wir haben versucht, durch entsprechende Messungen unsere Hypothese zu belegen.

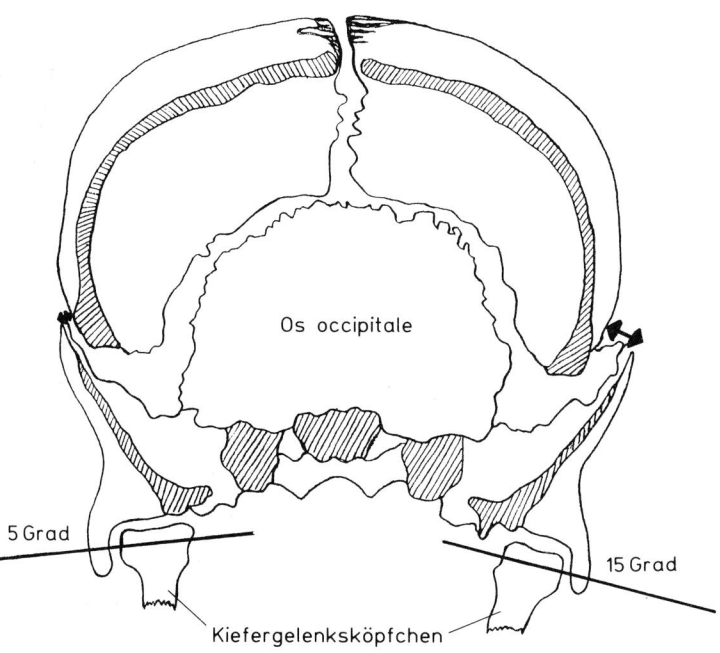

Abb. 60: Abscherung des linken os temporale über die Gleitfläche zum os parietale. Man beachte die gleichzeitige Verschiebung der *virtuellen Kiefergelenksachse* links gegenüber der Drehachse des rechten Kiefergelenks um angenommene 10 Grad

3.4.2 Das Cranium, der vernachlässigte Faktor

Bislang wurden im klinischen zahnärztlichen Schrifttum bei Beschwerden oder funktionellen Problemen im *mastikatorischen System* drei Punkte als wesentlich für Diagnostik und Therapie betrachtet:

a) das *okklusale Profil*,
b) das *Kiefergelenk* als solches, insbesondere der Zustand bzw. die Position des *interkondylären Weichgewebes (Diskus)*,
c) der *Tonus der Kaumuskulatur*.

Ableitend aus der Betrachtung des cranialen Systems und seiner anatomisch-morphologischen Verbindung zum Kiefergelenk sehen wir uns gezwungen, einen vierten Punkt hinzuzufügen: die Stellung des *os temporale* zum *Kondylus*.

3.4.3 Das Kiefergelenk (TMG)

Der aktuelle wissenschaftliche Stand zum Thema „Kiefergelenk" sei zur Klarstellung kurz skizziert:

3.4.3.1 Anatomie und Funktion der Kiefergelenke

Die Kiefergelenke sind sowohl anatomisch als auch funktionell einzigartig [3]:

- Es besteht eine anatomische und funktionelle Einheit beider Kiefergelenke, da die *Gelenkköpfe* durch die *Mandibula* fest verbunden sind. Die beiden Kiefergelenke arbeiten daher immer zusammen und stellen eine *bicondyläre Artikulation* dar.
- die *dynamische Okklusion* der Zahnreihen und die bicondyläre Artikulation der Kiefergelenke beeinflussen sich gegenseitig. Daher können Eingriffe an den Zahnreihen oder Veränderungen ihrer Funktion *Dysfunktionen der Kiefergelenke* begünstigen.

Anatomisch umfaßt das Kiefergelenk außer den knöchernen Anteilen *(processus condylaris des os mandibulare, fossa mandibularis und tuberculum articulare* auf dem kaudalen Anteil des os temporale) und dem dazwischen befindlichen discus articularis die membranae synoviales, die *Gelenkkapsel* und die stützenden Ligamente *(ligamenti temporo-mandibulare, spheno-mandibulare, stylo-mandibulare* und *mandibulare-malleolare)*.

Eine *Dyskoordination* in diesem komplizierten System kann durch äußere Einflüsse ausgelöst werden, so z. B. durch:

- *Streß*, mit daraus erwachsender *Hyperaktivität der Kaumuskulatur*,
- Veränderung von *Okklusion* und *Artikulation* der Zähne durch *Karies* oder *Parodontopathien*, aber auch iatrogen.

Pathologische Veränderungen an den Kiefergelenken können ebenfalls zu einer Dyskoordination führen, durch arthritische Veränderungen, Tumoren, Bindegewebs- und Stoffwechselerkrankungen und/oder Traumatisierung der Kiefergelenke.

Eine solche Dyskoordination im stomatognathen System kann zu *myogenen Beschwerden* führen. Es wird heute generell angenommen, daß *okklusale und psychogene Faktoren* bei der Entstehung von *Myopathien* zusammenwirken. Die genauen Einflüsse der verschiedenen Faktoren sind jedoch noch nicht vollständig geklärt.

Einige Wissenschaftler sehen die *okklusalen Störkontakte* als Auslöser einer Myopathie und haben mit okklusaler *Equilibrationstherapie* Erfolge erzielt.

Andere dagegen meinen, daß *psychogene Faktoren*, vor allem Streß, zu Verspannungen der Kaumuskulatur und *Parafunktionen* führen und haben gezeigt, daß Therapieerfolge sowohl mit *Entspannungsübungen, Psychopharmaka*, Selbstbeobachtung und *Biofeedback* als auch mit einer simulierten okklusalen Equilibrationstherapie erzielt werden können.

Wir können feststellen, daß das knöcherne Cranium weder in der Aufzählung der anatomischen Bestandteile des Kiefergelenks zu finden ist, noch in der funktionellen Betrachtung des TMG eine wesentliche Rolle spielt. So ist die *Fehlstellung des os temporale* als Ursache für *Dyskoordination* im Bewegungsablauf des Kiefergelenkes durchweg in der bisherigen *zahnärztlichen* Literatur zu vermissen.

3.4.3.2 Dysfunktion der Kiefergelenke

Eine *Dysfunktion der Kiefergelenke* ist in der zahnärztlichen Praxis häufig zu finden. Seit dem Anfang des 19. Jahrhunderts ist eine Vielzahl von Untersuchungen, Fallberichten und Theorien über Kiefergelenkdysfunktionen veröffentlicht worden, wobei viele sich widersprechen.
Die Klassifikation der Kiefergelenkbeschwerden unterscheidet hierbei zwischen:

- *Myopathie* (myogenic facial pain),
- *Diskopathie* Typen 1–3 (internal derangement),
- *degenerative Veränderungen der Kiefergelenke* (degenerative joint disease).

Dies zeigt deutlich, wie viel wir über die Anatomie des Kiefergelenks wissen, wie wenig wir aber seine Eu- und Pathofunktion verstehen. Dabei wäre ein genaues Verständnis der Zusammenhänge und Bewegungsabläufe wichtig, um die zunehmende Zahl der Patienten mit Kiefergelenkleiden – nach Karies und Parodontopathien inzwischen die dritthäufigste Erkrankung des stomatognathen Systems [25] – korrekt diagnostizieren und therapieren zu können.
Epidemiologische Untersuchungen haben ergeben, daß bis zu 50% der Allgemeinbevölkerung dysfunktionelle Befunde wie *Kiefergelenkgeräusche, reduzierte Mundöffnung* oder *myogene Schmerzen* zeigen, aber nur die Hälfte sich dessen bewußt ist. Dabei sind beide Geschlechter gleich stark vertreten.
Auch aus diesem kurz skizzierten aktuellen Wissensstand wird deutlich, wie unbefriedigend das funktionelle Verständnis des Kiefergelenks bisher geblieben ist. Die Beachtung des *cranialen Faktors* in Diagnostik und Therapie der Kiefergelenkdysfunktionen könnte daher einen Schritt zur Klärung bislang unbefriedigender Sachverhalte darstellen.

3.4.4 Funktions-/Kiefergelenkdiagnostik

Die *Funktions-/Kiefergelenkdiagnostik* läßt sich unterteilen in:

1. klinische *Funktionsanalyse,*
2. *physikalische Verfahren*
   - röntgenologische Verfahren (auch *Tomographie,*
   - kinematische Verfahren
      a) mechanisch *(Axiographie)*
      b) elektronisch *(Pantographie)*
3. instrumentelle Funktionsanalyse.

3.4.4.1 Die Pantographie

Wichtige Parameter, die jede moderne Kiefergelenkdiagnostik liefern sollte, sind:

- *Horizontale Kondylenbahnneigung* (HCN) und ihr Verlauf,
- *Bennettwinkel und immediate sideshift* (ISS),
- *Interkondylarabstand* (IKA).

Um diese Parameter zu bestimmen, wurden verschiedene Methoden entwickelt, die Gelenkbahnen aufzuzeichnen.
Bei der *Pantographie* [1, 23, 26] werden mit Hilfe eines speziellen Instrumentariums – am Ober- und Unterkiefer befestigt – die *Kiefergelenkgrenzbewegungen* extraoral auf kleine Schreibplatten aufgezeichnet. Anschließend wird der Artikulator nach diesen Bewegungsspuren ausgerichtet und programmiert (*Stuart* Pantograph, Masticator System).
Die pantographischen Aufzeichnungsverfahren wurden in den 60er Jahren vor allem in Amerika entwickelt und führten zu einer streng geometrisch-mechanischen Denkweise bei der Betrachtung von Funktionsabläufen im stomatognathen System.
Bei funktionsgestörten Patienten wurde die retrudierte Kontaktposition *(RKP)* angestrebt, und es wurde versucht, die *Kondylenposition* auf Bruchteile von Millimetern genau zu erfassen und im Artikulator zu reproduzieren, um so umfangreiche Restaurationen zu fertigen. Dabei wurde z. B. die *immediate sideshift* (ISS) (initiales Seitwärtsversetzen der Kondylen bei der Laterotrusion) genau übernommen. Nach heutiger Erkenntnis ist aber die ISS beim Jugendlichen ein Zeichen von beginnender oder manifester Pathofunktion, beim älteren Menschen ein Zeichen funktioneller Anpassung.

3.4 Welche Bedeutung hat die craniale Osteopathie für den Zahnarzt?

Die *Pantographie* bietet als diagnostisches Instrument neue Einsatzmöglichkeiten. Grobe Dysfunktionen lassen sich sehr gut pantographisch erfassen.
Vielerlei Geräte wurden entwickelt, um die Bewegungen im stomatognathen System zu erfassen.
Für unsere eigenen dreidimensionalen Messungen der Kiefergelenkbahnen verwendeten wir den
— *String-Recorder* [9, 10, 11, 12, 13].
Der String-Recorder besitzt nach allgemeiner Beurteilung eine genügende Auflösung und entsprechende Computerprogramme, um eine sinnvolle Kiefergelenk-/Funktionsdiagnostik zu betreiben.

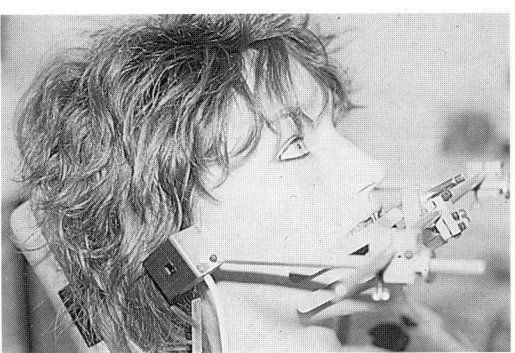

Abb. 61: Die extraorale Registriervorrichtung des String-Recorders mit den Infrarot-Meßköpfen beiderseits

Die elektronische Erfassung der *Kiefergelenkbewegung* erlaubt eine Vergrößerung der Bewegungsbahnen, und damit eine bessere Auflösung für die Diagnostik von dysfunktionellen Veränderungen am Gelenk.
Die *optoelektronische Aufzeichnungsmethode* des String-Recorders arbeitet außerdem berührungsfrei und somit reibungslos. Sie bietet zusätzlich den Vorzug, die Daten über die Kiefergelenkbewegungen mit Hilfe eines Computers digital manipulieren zu können. So kann die geometrische Verzeichnung mathematisch korrigiert und die „reelle" Bewegung der Kiefergelenke dargestellt werden.
Der *String-Recorder* arbeitet nach dem *Prinzip der Pantographie*. Die würfelförmigen Meßwertaufnehmer werden in der Scharnierachse starr am Unterkiefer angebracht und arbeiten berührungslos nach einem Lichtreflexionsverfahren. In jedem Meßkopf sind für die drei Raumrichtungen (sagittale, horizontale, frontale Ebene) je ein Infrarotlichtsender und -empfänger angeordnet. Dem Meßkopf steht eine starr am Oberkiefer befestigte Reflexionsvorrichtung gegenüber. Das vom Sender ausgestrahlte und vom Reflektor zurückgeworfene Licht wird vom Empfänger aufgenommen. Die empfangene Lichtintensität ist dabei ein Maß für die Entfernung zwischen dem Meßkopf und dem Reflektor, und aus den drei Meßwerten kann die räumliche Position der Meßköpfe zur Scharnierachsorbitalebene bestimmt werden (siehe Abb. 61).

Das Zentralgerät (Abb. 62) linearisiert die Signale und nimmt mittels analoger Elektronik eine Projektionsfehlerkorrektur vor, errechnet also die räumliche Lage der Kiefergelenke aus denen der Meßköpfe. Dann werden die Signale über eine V-24 Leitung direkt an einen analogen, projektionsfehlerkorrigierten XY-Schreiber geleitet.
Beim String-Recorder werden vorgefertigte Schienen aus einer Aluminiumlegierung verwendet. Die Schienen werden im Labor mit Kunststoff an die Patientenmodelle angepaßt und im Mund mittels Friktion (Spannvorrichtung), Zinkoxydcarboxylatzement oder Cyanoacrylatkleber bukkal an den Zahnreihen befestigt oder alternativ ohne Laborarbeit direkt an die Zahnreihen zementiert.

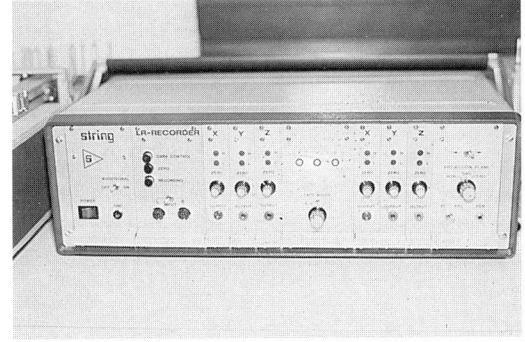

Abb. 62: Das elektronische Zentralgerät des String-Recorders, das in der Lage ist, projektionsbedingte Fehler weitgehend zu korrigieren

Die Kondylenbahnneigungen sowie die *Bennettwinkel* beider Kiefergelenke werden durch protrusive und mediotrusive Bewegungen des Unterkiefers mittels des XY-Schreibers aufgezeichnet (siehe Abb. 63a–e).

3.4.5 Nochmals: Hypothese Nr. 2

Ein logischer Schluß drängt sich auf: Wenn es möglich ist, durch *craniale Therapie* die *Fehlstellung des os temporale* zu beseitigen, müssen sich auch die Winkel der *Kiefergelenkbahnneigungen* in sagittaler und horizontaler Ebene vor und nach der cranialen Therapie voneinander unterscheiden.

Zwischen den Untersuchungen wurden keine Schienen getragen und die okklusale Situation wurde auch nicht anderweitig verändert.

3.4.5.1 Ergebnisse

Fall 1: Im linken Bildabschnitt (Abb. 63a) ist die *Kondylenbahnneigung* rechts und links dokumentiert; zwischen rechter und linker Bahn besteht ein Unterschied von 13 Grad. Im rechten Bildabschnitt sind die *sagittalen Neigungswinkel* nach drei cranialen Therapien aufgezeichnet: Differenz 3 Grad.

Neben der bilateralen Angleichung der sagittalen Gelenkbahnneigungen ist im Diagramm a interessant, daß sich die Bewegungsbahnen nach cranialer Therapie wesentlich gleichmäßiger darstellen.

In der horizontalen Bewegungsaufzeichnung des rechten Kiefergelenks des gleichen Falles (Abb. 63b) ist eine deutliche immediate sideshift von ca. 0,5 mm zu erkennen (linke Kurve). Nach der cranialen Therapie verschwindet diese side-shift völlig (rechte Kurve).

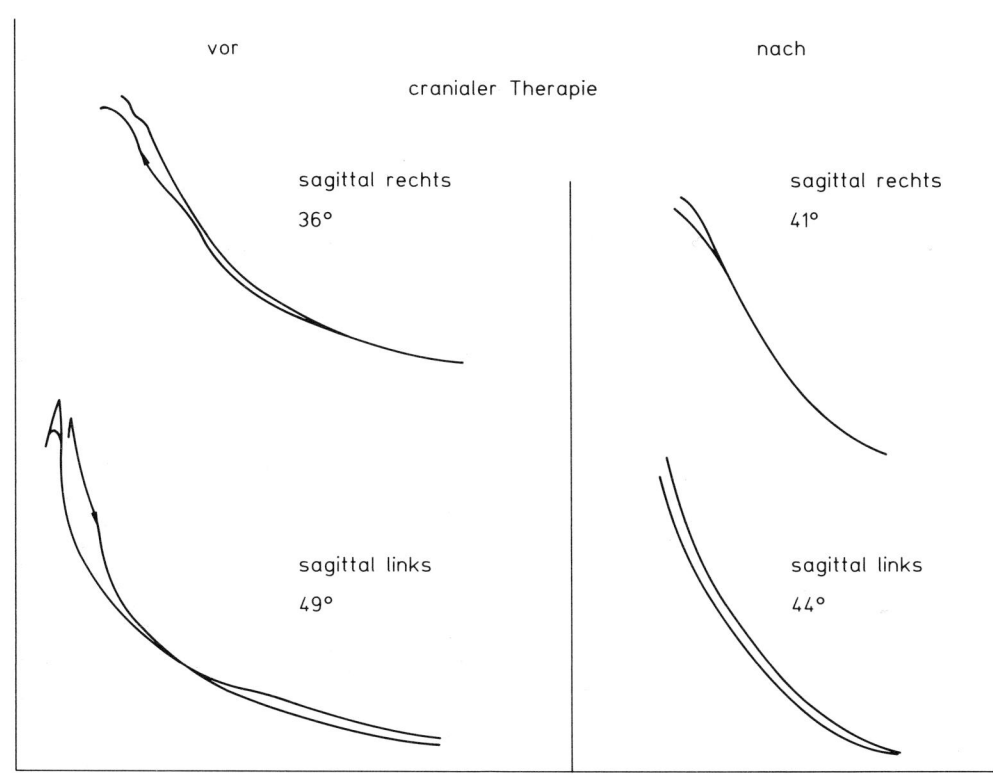

Abb. 63a: Fall 1: Die Anfangsdifferenz von rechter zu linker Gelenkbahnneigung vermindert sich von 13 Grad auf 3 Grad nach cranialer Therapie

3.4 Welche Bedeutung hat die craniale Osteopathie für den Zahnarzt? 63

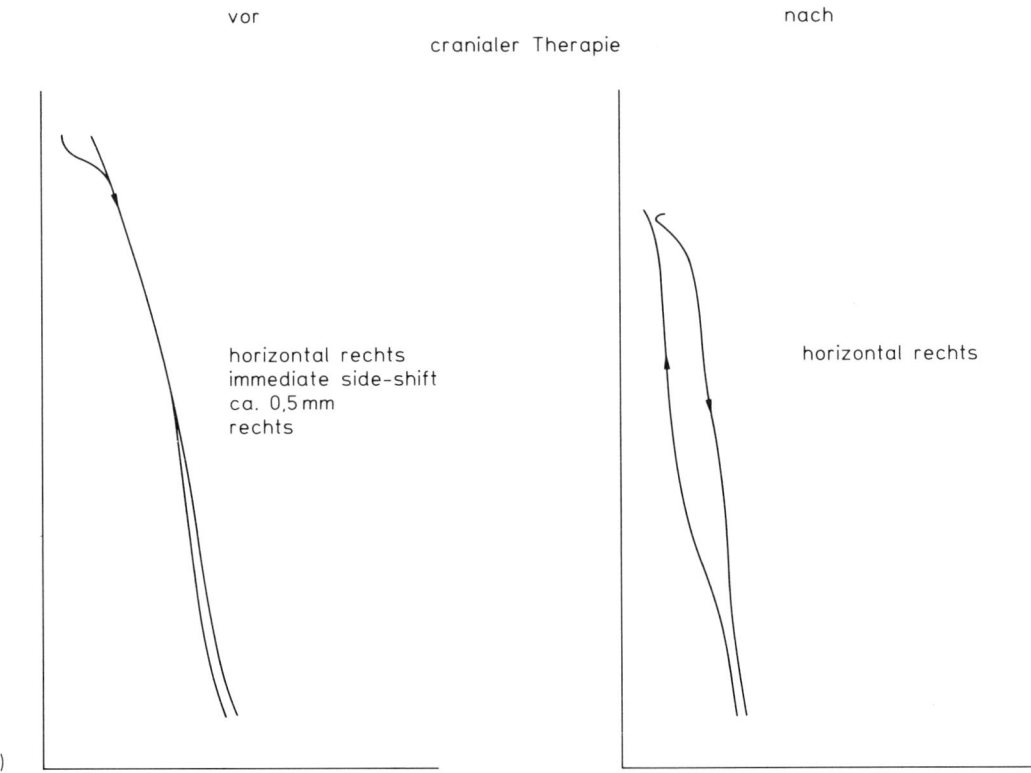

Abb. 63 b: Fall 1: Parallel zur Harmonisierung der Gelenkbahnneigung vermindert sich in horizontaler Bewegungsrichtung die „immediate side-shift"

Fall 2: (Abb. 63 c) Wieder stellen die beiden linken Kurven die Situation vor der cranialen Behandlung dar und die rechten die Neigungswinkel danach. Vor der cranialen Therapie ist die erhebliche Differenz von 14 Grad festzustellen. Nach cranialer Therapie vermindert sich diese auf 7 Grad.

Fall 3: (Abb. 63 d) Isolierte Darstellung einer linken Kondylenbahn. Deutlich ist die pathologische Veränderung in der Endphase der Schließbewegungen zu erkennen. Nach nur einer cranialen Behandlung gelingt es, die Gelenkbahn zu harmonisieren (Abb. 63 e); der „click" in der Schlußbißbewegung ist verschwunden.

3.4.5.2 *Schlußfolgerung*

Wir erkennen, daß eine *manuelle Manipulation* des Craniums in der Lage ist, überraschend schnell über eine *Stellungsänderung des os temporale* die Kiefergelenkssituation zu harmonisieren und pathologische Zustandsbilder zu beseitigen. Ob eine Schienentherapie in so kurzer Zeit und mit so geringem Aufwand ähnlich gute Erfolge gezeigt hätte, ist fraglich. Ebenso fraglich muß aber bleiben, wie lange ohne nachfolgende okklusale Korrektur der Erfolg der cranialen Therapie anhält.

Es scheint uns damit gelungen zu sein, mittels sog. wissenschaftlich anerkannter Methoden nachzuweisen, daß das Gedankengut der cranialen Osteopathie kein bloßes Hirngespinst ist. Im Gegenteil: mit Erstaunen müssen wir feststellen, welch tiefgreifende Veränderungen im knöchernen Cranium durch fachgerechte craniale Therapie möglich sind. Und gerade für die Funktion des Kiefergelenks scheint die harmonische und symmetrische Ausrichtung der Schädelknochen und insbesondere des *os temporale* von elementarer Bedeutung zu sein.

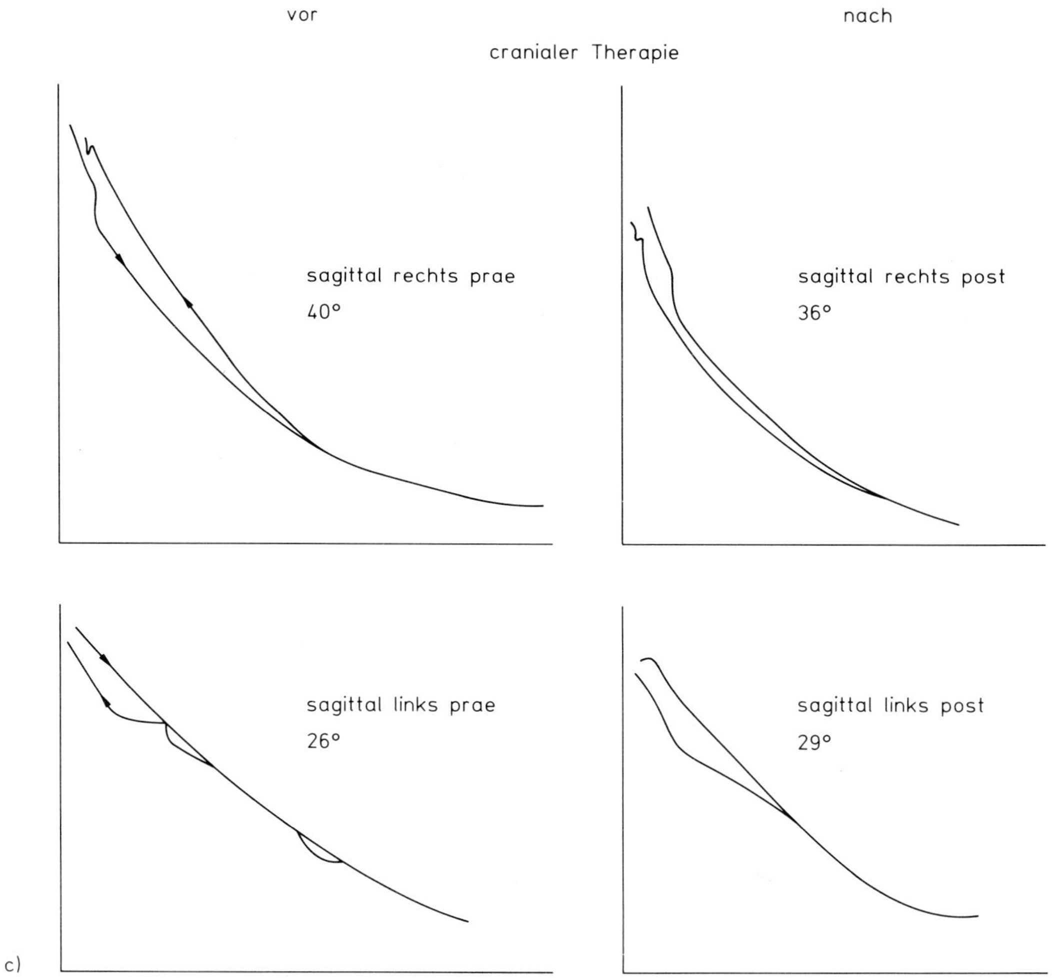

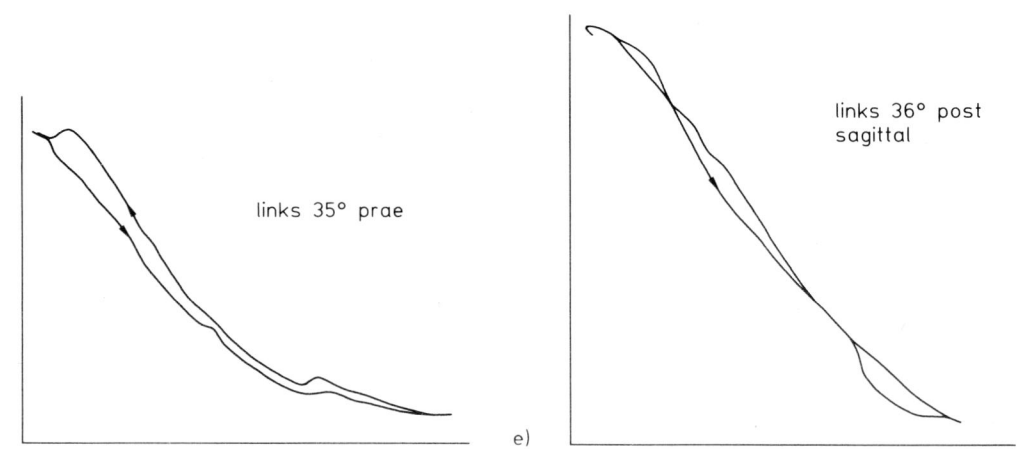

Abb. 63c: Fall 2: Nach cranialer Therapie vermindert sich die Differenz von linker und rechter Gelenkbahnneigung von 14 Grad auf 7 Grad; es erfolgt also eine erhebliche Harmonisierung

Abb. 63d + e: Fall 3: Harmonisierung der Gelenkbahn nach cranialer Therapie

Der Stellenwert des *cranialen Belastungsfaktors* in der Kiefergelenktherapie ist somit beachtlich: Den zahnärztlichen Kollegen muß es ganz klar sein, wie wichtig die Beachtung des cranialen Faktors bei unseren Problempatienten ist, bei Knirschern, bei Kiefergelenkpatienten, bei stark parodontal Geschädigten. Was kann dadurch angeregt werden? Ein Umdenken in der Zahnheilkunde: daß eine Problematik innerhalb des Kausystems – sei es Parodontose, muskuläre Verspannung oder Kiefergelenkbeschwerden – nicht nur über das Kausystem als solches zu therapieren sind, sondern daß häufig als übergeordnetes Problem eine Störung der cranialen Bewegungsrhythmik zu sehen ist, die *primär* beachtet und beseitigt werden muß, wenn sie vorhanden ist.

3.5 Zahnärztliche Maßnahmen und ihr Einfluß auf das craniale System

Die bisherige Fragestellung kann natürlich auch umgedreht werden:

→ Hypothese Nr. 3:
Wenn mittels cranialer Therapie *Hypophysenfunktion* sowie *Kiefergelenkwinkel* offensichtlich massiv beeinflußt werden können, dann läßt sich umgekehrt folgende Kausalkette leicht vorstellen: Bestimmte zahnärztliche Eingriffe und Maßnahmen belasten das Kiefergelenk. Diese mechanische Irritation des Gelenks wird auf das *os temporale* weitergeleitet – und schon ist der *craniale Rhythmus* gestört. Damit ist aber die Belastungskette nicht beendet. Wie wir in Abschnitt 2 zeigen konnten, ist der intakte craniale Rhythmus von eminenter Bedeutung für die funktionelle Stimulation der *Hypophyse*. Parallel zu jeder cranialen Läsion läuft eine Irritation zentraler Funktionen, wie wir es vorher sehen konnten. Denn nicht immer muß die *craniale Läsion* die *primäre* sein.
Wenn wir unter Beachtung von Hypothese Nr. 3 kritisch einige gängigen Maßnahmen zahnärztlicher Therapie betrachten, werden wir einen erweiterten Verantwortungsbereich zahnärztlichen Tuns akzeptieren müssen. Mit den nachfolgenden Beispielen möchten wir zeigen, daß unter Beachtung der oben vorgelegten Ergebnisse und Überlegungen eine ganze Reihe von zahnärztlichen Maßnahmen geeignet ist, Probleme unter cranialem Aspekt zu erzeugen. Wir möchten nur einige herausstellen.

3.5.1 Bißprobleme

In Abb. 64 ist ein *Okklusionshindernis* im Bereich der 7er eingezeichnet, im Sinne einer „zu hohen Krone". Bei der Schlußbißbewegung wird bei dieser Situation über eine Kippbewegung der *Mandibula* das *os temporale* nach kaudal gezogen. Die Folge ist – neben den bekannten Folgeproblemen im myofunktionellen Gefüge und im Kiefergelenk direkt – eine Bewegungseinschränkung des os temporale innerhalb des cranialen Rhythmus. Diese Bewegungshemmung bleibt aber nicht nur auf das Schläfenbein beschränkt, sondern wirkt sich auch auf andere Teile des knöchernen Craniums aus. Über verschiedene Knochen, wie beispielsweise das *Occiput* und den *Maxillarknochen*, besitzt das *Schläfenbein* Verbindung zum *Keilbein*. Jede Irritation des freien cranialen Rhythmus im Schläfenbein wird auch im Sphenoid eine Bewegungseinschränkung hervorrufen (s. *Rossaint*).
In Fortsetzung unserer *Hypophysenfunktions*untersuchung ist auch in diesem Fall der

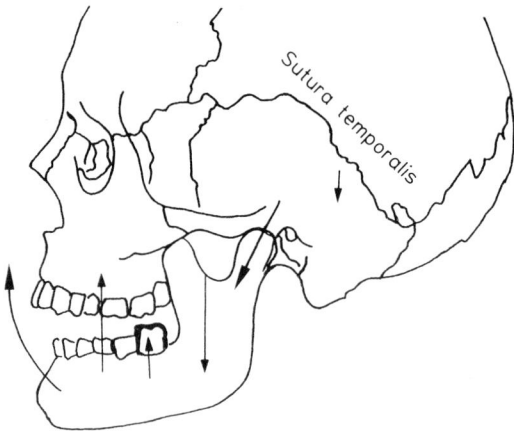

Abb. 64: Okklusionshindernis durch überhöhte Krone

Schluß naheliegend, daß Hindernisse in der *vertikalen Dimension* der Okklusion durch eine Überextension des os temporale das ZNS in seiner Funktionsfähigkeit einschränken können.

3.5.2 Extraktion eines unteren Molaren

Die bei der Extraktion eines unteren Molaren auftretenden Kräfte verursachen – wie in Abb. 65 dargestellt – über eine *Kompression des Kiefergelenks* eine *Scherbewegung des os temporale* nach lateral und gleichzeitig eine *craniale Innenrotation des Scheitelbeins*; ein Druck auf *falx cerebri* und andere intracraniale Strukturen ist die Folge. Ist der Druck zu stark, oder besteht bereits eine craniale Vorschädigung, dann sind die körpereigenen Repositionsmechanismen überfordert und die Deformation der intracranialen Strukturen bleibt bestehen, was auf Dauer nicht ohne störenden Einfluß auf die funktionelle Leistungsfähigkeit des ZNS bleiben kann.

3.5.3 Ungeteilte, 14-gliedrige Brücke im OK

Eine Brücken-Konstruktion über zwei Kieferquadranten mag aus statisch-prothetischen Gründen notwendig sein. Ihre mechanische Starre, über mehrere Knochen-Suturen des Craniums hinweg, wird aber den freien cranialen Schwingungsrhythmus hemmen. Die Pra-

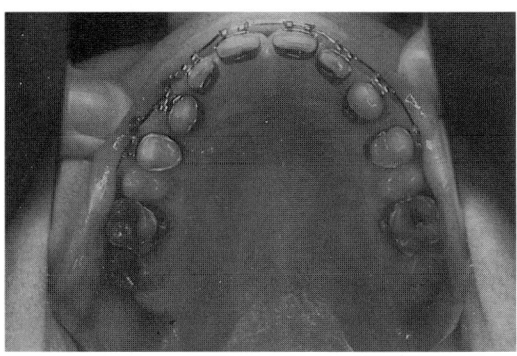

Abb. 66: Festsitzende Apparatur als Hindernis für den cranialen Bewegungsrhythmus

xis einer „Verblockung" ganzer Kieferquadranten untereinander ist aus der Sicht der cranialen Osteopathie sehr kritisch zu bewerten. Mehrspanniger Brückenzahnersatz ist aber oft unumgänglich. Eine Lösung bietet die Verwendung von frei beweglichen Geschieben, die die mechanisch starre Verbindung von Brückenteilen vermindern können. Es sei aber nicht verschwiegen, daß auch herausnehmbare Prothesen, insbesondere im Oberkiefer, über eine mechanische Belastung des Gaumendaches die craniale Bewegungsrhythmik einschränken können.

3.5.4 Kieferorthopädische Maßnahmen mit festsitzenden Apparaturen

Wenn wir uns durch die vorausgegangenen Überlegungen für das grazile Schwingungsgefüge des *Craniums* sensibilisiert haben, können wir die Vorstellung festsitzender Apparaturen gerade im sich entwickelnden kindlichen Gebiß nicht mehr ohne innere Widerstände hinnehmen (siehe Abb. 66). Wieweit solche Apparaturen die *Schwingungsfähigkeit* und den cranialen Bewegungsrhythmus über die mediane bzw. intermaxillare Sutur einschränken, ist leicht vorstellbar und mit Methoden der Kinesiologie/Physioenergetik auch individuell zu messen.

Als alternative Behandlungsmethode sei an dieser Stelle die ganzheitliche Kieferorthopädie mit dem *Bionator* nach *Balters* zitiert, die innerhalb dieser Buchreihe noch dargestellt wird.

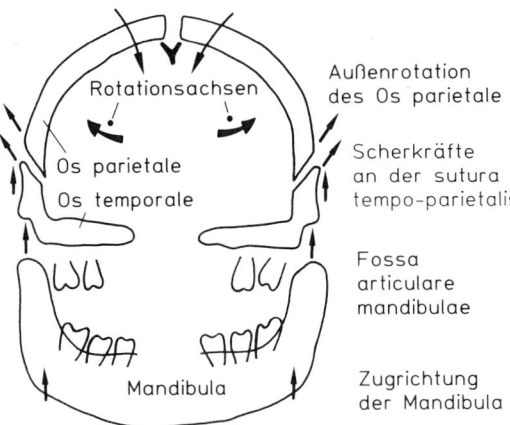

Abb. 65: Scherbewegung des os temporale bei Extraktion im Unterkiefer

3.6 Zusammenfassung

Zusammenfassend bleibt festzustellen: Über nicht adäquate *okklusale Manipulationen* können nicht nur Zahnschmerzen und Kiefergelenkprobleme oder reflektorische Muskelverspannungen provoziert werden. Vielmehr ist die enge Beziehung *Okklusion-Kiefergelenk-Os temporale* ohne weiteres in der Lage, bei entsprechender Störung über eine *Irritation des cranialen Rhythmus* eine *Störung der Hypophysenfunktion* und der Funktionen weiterer zentraler Strukturen hervorzurufen.

Die Komplexität des cranialen Knochengefüges läßt auch prothetische und kieferorthopädische Maßnahmen problematisch erscheinen, die heute noch zur selbstverständlichen Standardtherapie der zahnärztlichen Praxis gehören.

Wir sind uns dessen bewußt, daß selbstverständlich nicht in jedem Fall von oben genannten zahnärztlichen Maßnahmen massive Störungen ausgehen müssen. Wo aber die *Selbstregulationsmechanismen des Organismus* schon vorbelastet sind – und dies ist leider häufiger der Fall, als wir glauben möchten –, sind fatale Folgen denkbar und anzunehmen. Der Zahnarzt kann damit eine Grundbedingung für Dysregulationen in untergeordneten Organfunktionskreisen schaffen, die dann ihrerseits massive Einbuße an *Eigenregulationsfähigkeit* erleiden: die spezifische Organerkrankung ist gebahnt. Und niemand wird dann aus der lokalen Symptomatik einer Erkrankung die Kausalkette aufrollen bis zur *primären Läsion* der *cranialen Bewegungsrhythmik*.

Wir wissen, das Ganze ist mehr als die Summe seiner Teile. Aber es ist auch die Bewegung seiner Teile im Pulsieren des individuellen Lebensrhythmus. Daß dies auch und in besonders wichtigem Maße für den Schädel gilt, haben wir aus der Sicht ganzheitlicher Zahnheilkunde dargestellt und mit Meßmethoden reproduzierbar nachzuweisen versucht. Stellt die biofunktionelle Messung der *Hypophysen-Funktion* unter strengen wissenschaftlichen Aspekten eine kritisch zu bewertende Methode dar, so ist die *Messung der Kondylenbahnen* über den *String-Recorder* doch ein anerkanntes Verfahren. Darüber hinaus ist für jeden Zahnarzt, der weder den einzelnen Zahn noch das Kausystem als solches als isolierte Systeme betrachtet, der dargestellte Zusammenhang anatomisch-funktionell nachvollziehbar.

Der craniale Aspekt einer ganzheitlichen Heilkunde ist somit in der Lage, den Verantwortungsbereich gerade zahnärztlicher Maßnahmen erheblich zu erweitern. Es wird dadurch nicht leichter; aber der Ausblick auf die Möglichkeit zu heilen und funktionelle Prozesse im Organismus positiv zu beeinflussen, anstatt oberflächlich Symptome zu beseitigen und mechanistische Reparaturarbeit zu verrichten, sollte jeden Zahnarzt motivieren, dem *cranialen Aspekt* in der Medizin zu einer weiteren Verbreitung zu verhelfen.

3.7 Von der Cranialen Osteopathie zur Orthocranialen Prothetik

Ganzheitliche Zahnheilkunde zeichnet das Bemühen aus, zahnärztliches Handeln an übergeordneten Gesichtspunkten des Gesamtsystems zu orientieren. Da ich mich seit über acht Jahren mit der Cranio-sakral-Therapie beschäftige, war es für mich stets ein Problem, die biologischen Erkenntnisse über das hochkomplexe Schwingungsgefüge eines cranialen „Atemrhythmus" mit der starren Mechanik jedweden Zahnersatzes zu verbinden. Das grundsätzliche Unbehagen ist bis heute geblieben, aber die folgenden Ausführungen sollen zeigen, daß durch neuere Behandlungsmethoden der o. g. Widerspruch zwischen Biologie und Mechanik in der Zahnheilkunde um einen weiteren Schritt entschärft werden kann.

3.7.1 Das zentrale Gelenk im Cranium

Wie bereits in Kapitel 3.2.1 angesprochen, gehen an der *spheno-basilären Synchondrosis* Occiput und Sphenoid ineinander über und bewegen sich zangenförmig auseinander (= Flexion) und wieder zusammen (= Extension) (siehe auch Abb. 6, 42, 53).

Das Os sphenoidale (Keilbein) nimmt dabei die Stellung eines *zentralen Referenzpunktes* innerhalb des Craniums ein. Es kann daher als *„Nord-Pol"* dienen, obwohl es sich in Mikrobewegung befindet wie alle cranialen Knochen, die sich aber alle relativ zum Keilbein bewegen. Die *Maxilla* kann immer zum Keilbein in Beziehung gesetzt werden über die *Endpunkte der Flügelfortsätze des Keilbeins* (Hamulus pterygoideus). Wenn also die Endpunkte der Hamuli registriert werden, ist es möglich, einen *sphenoidbezüglichen Referenzpunkt* im Schädel zu gewinnen.

3.7.2 Okklusionsebene und Cranium

Wenn wir uns im Vorausgehenden sensibilisiert haben für die filigranen Bewegungsrhythmen im knöchernen Cranium und deren funktionelle Bedeutung für zentrale Steuerungsstrukturen, tut sich die Frage auf:

> *In welcher Wechselbeziehung stehen die Kräfte der Muskulatur des Kauapparates mit dem knöchernen Cranium? Inwieweit können diese Kräfte in das rhythmische Bewegungsmuster des Craniums integriert werden?*

Die vertikalen Kräfte, die beim Schlucken und Kauen sich entwickeln, werden über den harten Gaumen, die Maxilla und den Vomer auf das Keilbein fortgeleitet. Diese Kräfte unterstützen im Rhythmus von Kau- und Schluckakten die Flexions- und Extensionsbewegungen der Spenobasilären Synchondrose und tragen damit zu einer Stabilisierung eines harmonischen cranialen Bewegungsrhythmus bei. Dies aber nur dann, wenn sie *orthocranial*, d. h. im Sinne der vorhandenen Positionierung und Bewegungsrhythmen des Craniums ablaufen.

Abbildung 67 verdeutlicht, wie wir uns die Kraftverteilung der mastikatorischen Kräfte innerhalb der Maxilla, fortgeleitet auf das Cranium, vorzustellen haben.

Den Einfluß der mastikatorischen Kraftvektoren auf das Cranium verdeutlicht die nachfolgende Grafik (Abb. 68), die den Schädel in einem frontalen Schnitt zeigt. Die sphenobasiläre Synchondrose, die in Abbildung 53 bereits im Sagittalschnitt gezeigt wurde, ist hier als *Dreh- und Angelpunkt der cranialen Bewegungsrhythmik* unter dem Einfluß mastikatorischer Kräfte besonders gekennzeichnet. Wenn die Okklusionsebene zur sphenobasilären Synchondrose in einem gleichmäßigen Belastungskontakt steht, werden die Kraftvektoren der Kaubewegungen *zentrisch und seitengleich auf das Cranium* übertragen. Dadurch wird das statische und dynamische Gleichgewicht des Craniums aufrechterhalten, und die Gesamtgesundheit wird gefördert (Abb. 69).

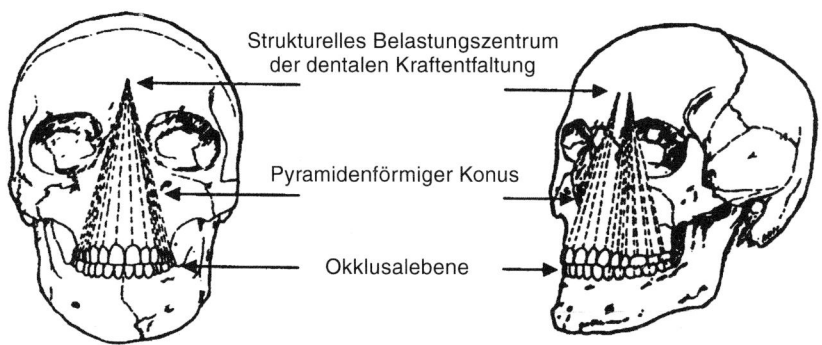

nach J. E. Carlson

Abb. 67: Der pyramidenförmige Konus der Belastungsvektoren aus der dentalen Kraftverteilung beim Kauakt

3.7 Von der Cranialen Osteopathie zur Orthocranialen Prothetik

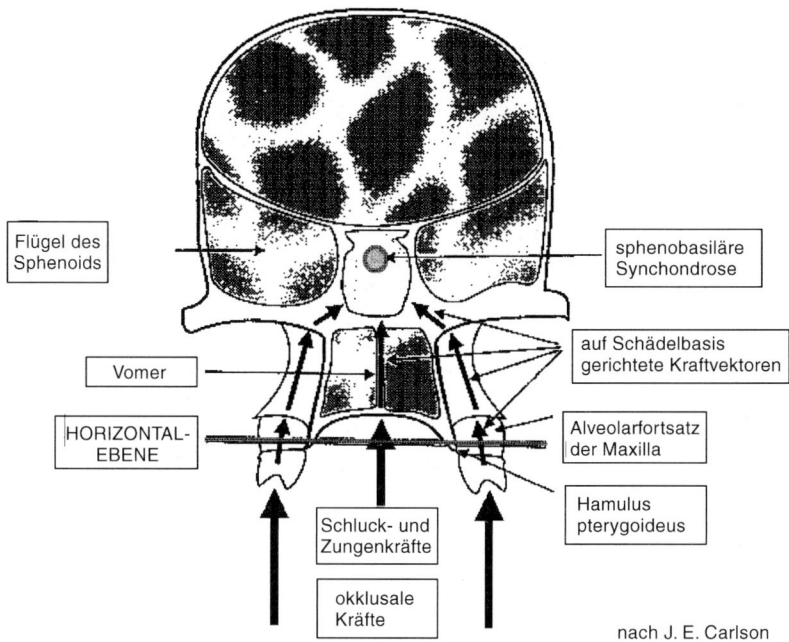

Abb. 68: Auf die Maxilla einwirkende Kaukräfte werden auf das Sphenoid weitergeleitet. Die spenobasiläre Synchondrose dient als „Drehpunkt". Die Balance ist nur dann aufrechtzuerhalten, wenn die Kraftvektoren seitengleich auf das Sphenoid einwirken

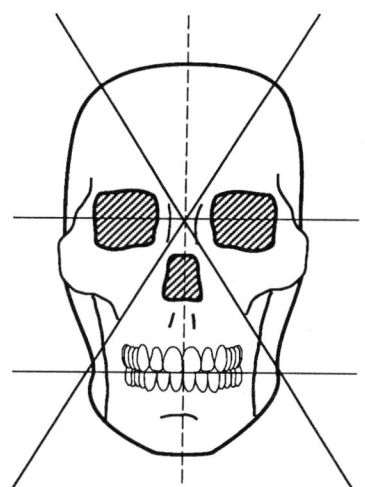 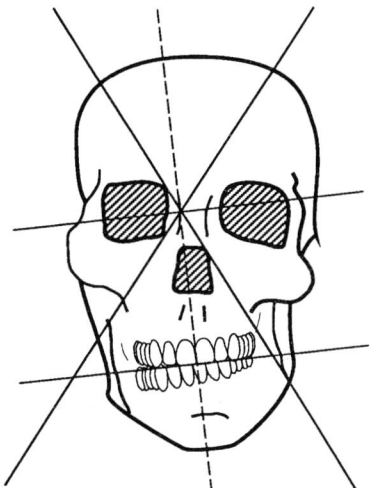

Abb. 69: Das Gefüge der Schädelknochen bleibt unter der ständigen Kraftentwicklung des mastikatorischen Systems nur dann in Harmonie und Balance, wenn die Kauebene in einem entsprechenden Gleichgewicht dazu steht (nach J. E. Carlson)

Abb. 70: Ist die Kauebene nicht in einer schädelbezüglichen Relation, treten Fehlbelastungen und Fehlstellungen im Cranium auf (nach J. E. Carlson)

Ist die Okklusionsebene allerdings nicht in einem ausgeglichenen Bezug zur sphenobasilären Synchondrose, werden die Kraftvektoren nicht seitengleich auf das Cranium verteilt und eine *unbalancierte Streßsituation* entsteht im Cranium mit negativen Auswirkungen auf das Gesamtsystem (Abb. 70).

3.7.3 Okklusionsebene und Muskulatur

Da die Kaumuskeln paarweise angelegt sind, ist es für die neuromuskuläre Harmonie des muskulären Anteils des Craniums von entscheidender Bedeutung, daß diese Muskeln ihre Kräfte unter ausgeglichenen, seitengleichen und weitgehend balancierten Bedingungen ausüben können. Die Lage der Okklusionsebene ist aber ein entscheidender Faktor bei der Aufrechterhaltung muskulärer Gleichgewichtsverhältnisse innerhalb der Kaumuskulatur.
Die Fehllage der Okklusionsebene zwingt die Kaumuskeln in einen *dysharmonischen Spannungszustand* (Abb. 71, 74):

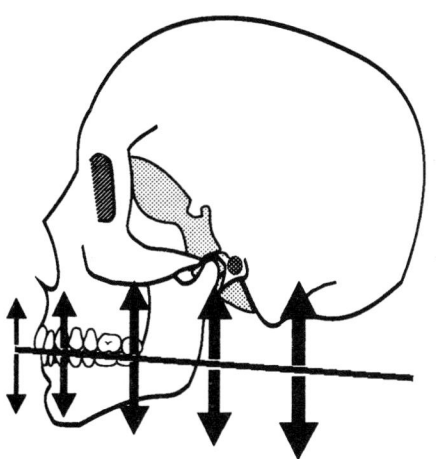

Abb. 72: Fehllage der Okklusionsebene mit Dysharmonie der Spannung der Kaumuskeln in *sagittaler* Richtung (nach J. E. Carlson)

Wenn die Okklusionsebene nicht horizontal ist, wird die Wirbelsäule korrigierend eine *adaptative Position* einnehmen; um die orthostatische Balance aufrechtzuerhalten, wird eine neuromuskuläre Hyperaktivität im *Gesamtsystem* provoziert.

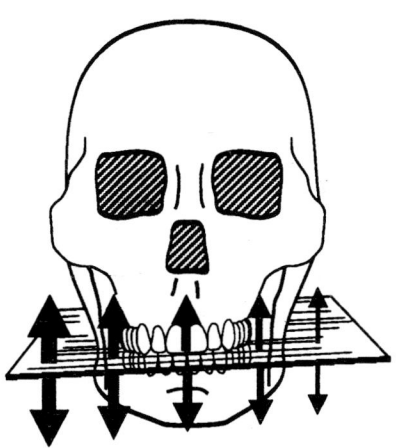

Abb. 71: Fehllage der Okklusionsebene mit Dysharmonie der Spannung der Kaumuskeln in *lateraler* Richtung (nach J. E. Carlson)

Eine Fehllage der Okklusionsebene ist auch in sagittaler Richtung denkbar, mit *Hypertension der posterioren Positionierungsmuskulatur* (Abb. 72):

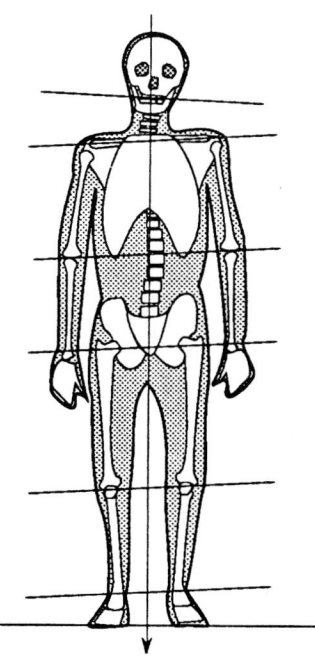

Abb. 73: Die Fehllage der Okklusionsebene bringt kompensatorische Fehllagen der anderen Horizontalebenen des Körpers mit sich (Schulter, Hüfte, Knie) (nach J. E. Carlson)

3.7 Von der Cranialen Osteopathie zur Orthocranialen Prothetik

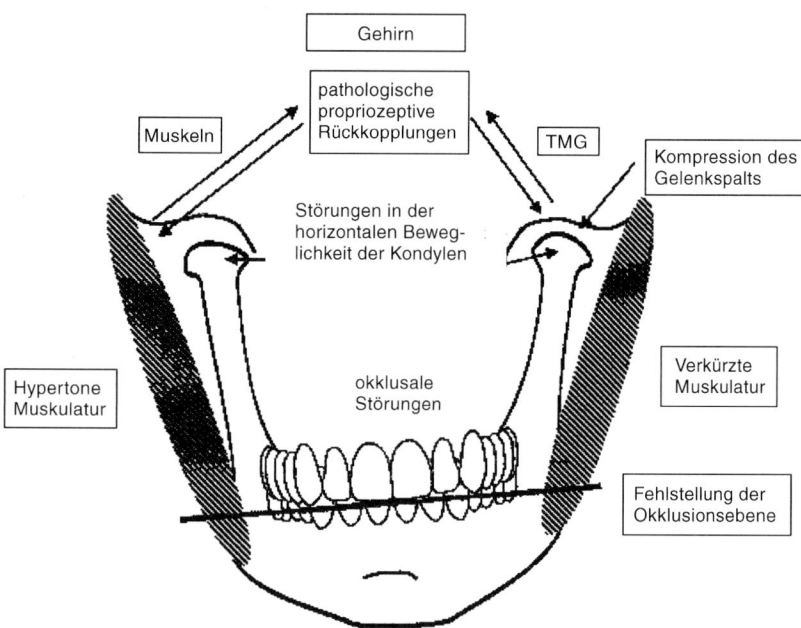

Abb. 74: Fehlstellung der Okklusionsebene wirkt sich auf Kiefergelenke und auf die zentrale propriozeptive Rückkopplung negativ aus (nach J. E. Carlson)

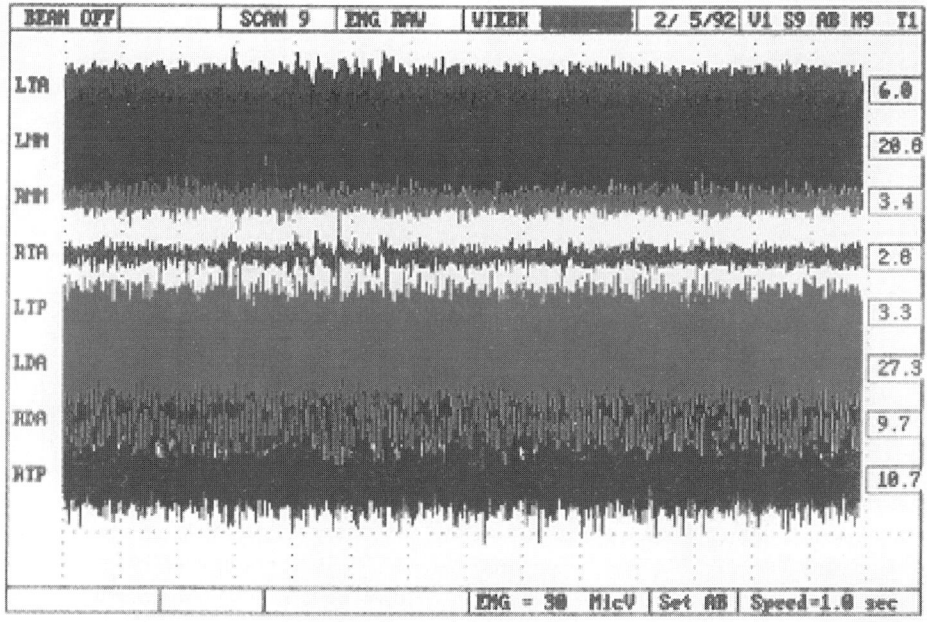

Abb. 75: Die Folgen einer Fehlstellung der Okklusionsebene, dargestellt im Elektro-Myogramm: Der linke M. Masseter (LMM) hat mit 20.0 mVAmpSec das ca. sechsfache Ausgangspotential des rechten Masseters (RMM) mit 3.4 mVAmpSec

Die Fehlstellung der Okklusionsebene ruft auch eine Bewegungseinschränkung der Kondylen und seitenungleiche Spannungspotentiale in der Kaumuskulatur hervor:
Darstellen und dokumentieren lassen sich solche neuromuskulären Dysbalancen und Muskelverspannungen sehr gut mit *elektromyografischen Verfahren*. Das folgende klinische Beispiel aus der Praxis des Autors zeigt deutlich den Unterschied zwischen den Potentialen der beiden Masseter-Muskeln (RMM = rechter M. massetericus; LMM = linker M. massetericus) in der unbehandelten Ruheschwebelage.
Derartige Zustände, wie in Abb. 75 gezeigt, resultieren nicht nur aus einer unphysiologischen Relation zwischen Maxilla und Mandibula, sondern auch aus *maxillär bedingten Fehlstellungen der Okklusionsebene* an sich.

3.7.4 „Orthocraniale" Prothetik

In der Behandlung von Kiefergelenks-Schmerzpatienten oder bei prothetischen Rehabilitationen werden die Beziehungen von Ober- und Unterkiefer zueinander (Mandibuläre und Kondyläre Position) und die Stellung der Maxilla zum Kiefergelenk regelmäßig beachtet. Die Okklusionsebene als dritter Punkt ist in der Zahnheilkunde zwar definiert, ihre Beachtung spielt aber – mit Ausnahme der Totalprothetik – in der Praxis nur eine untergeordnete Rolle. Darüber hinaus enthält die herkömmliche Definition („ ... vom Berührungspunkt der mittleren unteren Incisivi zu den Spitzen der distobukkalen Höcker der 2. unteren Molaren") keine Möglichkeit, eine *ideale* Okklusionsebene, bezogen auf die *individuellen* Gegebenheiten eines Patienten aus ganzheitlicher Sicht zu erstellen.

> Aus den bisherigen Ausführungen ergibt sich aber die Forderung, die *Okklusionsebene in einen funktionalen Bezug zum Keilbein* zu setzen.

Eine Lösung für dieses Problem bietet das *ACCU-LINER System* nach *James E. Carl-* son*. J. E. Carlson hat die oben angeführten Aspekte mit der Entwicklung eines neuartigen Artikulationssystems für die Ganzheitliche Zahnheilkunde verbunden. Mit diesem *Accu-Liner System* ist eine Registrierung der tatsächlichen Okklusionsebene bei Schmerz- und Dysfunktionspatienten als Eingangsdiagnose möglich. Auch die Lage der für diesen Patienten *idealen Okklusionsebene* ist im Rahmen einer prothetischen Rehabilitation mit Accu-Liner gegeben. Dies geschieht über eine *cranialbezügliche Positionierung der Maxilla*.
Mit dem Accu-Liner System werden die Modelle in einer idealen Okklusionsebene, *ausgerichtet an der Lage des Sphenoids*, in dem neuartigen Artikulator positioniert und der Zahnersatz so erstellt, daß keine okklusalen Interferenzen zu cranialen Bewegungsmustern erfolgen.
Unter dem Aspekt einer sphenoidbezüglichen orthocranialen gnathischen Diagnostik oder Rehabilitation ergibt sich z. B. folgende Systematik:

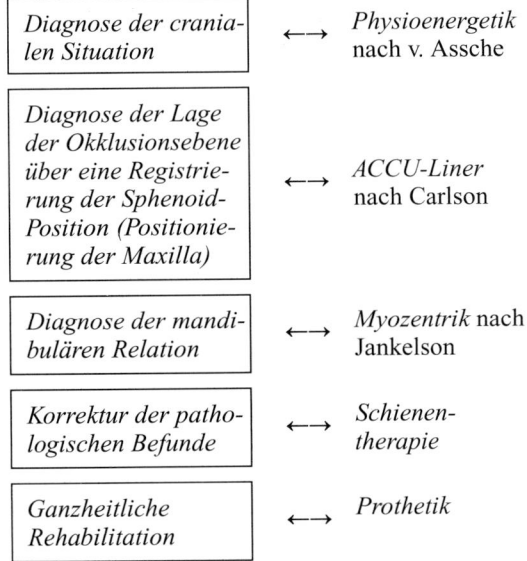

Abb. 76: Verlaufsdiagramm von synoptischen Prozeßschritten zu einer „Orthocranialen Prothetik"

---

* Bezugsquelle für das ACCU-Liner Artikulatorset und Auskunft über Seminare James Carlsons in Deutschland sind beim Autor unter Tel.: 089/6 97 00 55 oder unter Fax 089/6 92 58 30 zu erfahren.

Dem Autor ist bewußt, daß diese Forderung eine Neuheit für viele Leser ist. Wer unter den zahnärztlichen Lesern sich aber bereits mit Cranialer Osteopathie beschäftigt hat – und die extrem positiven Auswirkungen auf Patienten gesehen hat –, erkennt, daß sich mit der Vorstellung des Accu-Liner Systems ein bislang *fehlendes Bindeglied zwischen cranialer Osteopathie und zahnärztlicher Prothetik* zum Gebrauch in der täglichen Praxis ergibt. Das Accu-Liner System ist ein weiterer Schritt zu einer Zahnheilkunde, die mittels einer *orthocranialen Prothetik* die Integration verschiedener Regulationssysteme im Organismus fördert. Im besten ganzheitlichen Sinn wird der Zahnarzt dadurch angeregt, mit dem Begriff „Okklusion" eine breitere funktionelle Sicht zu verbinden, als bislang üblich.

3.8 Literatur

1. *v. Assche, R.; Rossaint, A.; Lechner, J.:* Das cranio-sakrale System, Hüthig, Heidelberg 1991
2. *Bauer, A., Gutowski, A.:* Gnathologie. Quintessenz, Berlin 1975
3. *Bergsmann, O.:* Objektivierung der Akupunktur als Problem der Regulationsphysiologie. Karl F. Haug Verlag, Heidelberg 1974
4. *Carlson, James E.:* Accu-Liner Intrioductory Manual, pp. 5–8, Bellevue, WA, 1994
5. *Ermshar, C. B. Jr.:* Anatomie und Neuroanatomie. In: Morgan, D. H., House, L. R., Hall, W. P., Vamvas, S. J.: Das Kiefergelenk und seine Erkrankungen, eine interdisziplinäre Betrachtung. 2. Kap., Quintessenz, Berlin 1985
6. *Freesmeyer, W. B., Luckenbach, A.:* Kiefergelenksdiagnostik und Therapie mit computergestütztem Registrierverfahren. Zahnärztliche Mitteilungen 77, 692 (1987)
7. *Freesmeyer, W. B., Luckenbach, A., Müller, Th., Hüls, A.:* Vergleichende Untersuchungen zwischen mechanisch und elektronisch registrierten Unterkieferbewegungen in Beziehung zur Gelenktopographie. Dtsch Zahnärztl Z 39, 870 (1984)
8. *Heners, M.:* Elektronische Untersuchungen zur dreidimensionalen Bewegung des Unterkiefers. Dtsch Zahnärztl Z 32, 104 (1977)
9. *Holding, R.:* Osteopathic and applied kinesiological applications in craniomandibular pain syndroms; British School of Osteopathy, March 1985
10. *Jähnig, A., Kubein, D., Krüger, W., Stachniss, V.:* Okklusion und Kiefergelenkdysfunktion – vergleichende pantographische Funktionsuntersuchung am Patienten mit paraokklusalen Löffeln. Dtsch Zahnärztl Z 35, 635 (1980)
11. *Jankelson, R.:* Electromyography in clinical Dentistry. Myotronics Research, Inc. Seattle, WA 98 101 (1984)
12. *Klett, E.:* Elektronisches Registrierverfahren für die Kiefergelenksdiagnostik. Dtsch Zahnärzt Z 37, 991 (1982)
13. *Klett, R.:* Projektionsbedingte Meßfehler bei axialer Pantographie. Dtsch Zahnärztl Z 38., 44 (1983)
14. *Klett, R.:* Verfahren zum ein- bis dreidimensionalen Vermessen von Kiefer- bzw. Kiefergelenkbewegungen und Anordnung zur Durchführung des Verfahrens. Offenlegungsschrift 3123526 des Deutschen Patentamtes (1983)
15. *Klett, R.:* Zur Biomechanik des Kiefergelenkknackens. I. Diskusfunktion bei exzentrischem Bruxismus. Dtsch Zahnärztl Z 40, 206 (1985)
16. *Klett, R.:* Zur Biomechanik des Kiefergelenkknackens. II. Diskusverlagerung durch muskuläre Diskoordination. Dtsch Zahnärztl Z 41, 308 (1986)
17. *Körber, K.-H.:* Elektronische Registrierung der Unterkieferbewegungen im normalen und okklusionsgestörten Gebiß. Dtsch Zahnärztl Z 26, 167 (1971)
18. *Kramer, F.:* Lehrbuch der Elektroakupunktur, Band 1–4, Karl F. Haug Verlag, Heidelberg 1979
19. *Krogh-Poulsen, W. G., Olssen, A.:* Management of the occlusion of the teeth. In: Schwartz, L., Chayes, C. M.: Facial pain and mandibular dysfunction. S. 236–280, W. B. Saunders, Philadelphia 1968

20. *Krueger, G. E., Schneider, R. L.:* A plane of orientation with a extracranial anterior point of reference. J Prosthet Dent 56: 56–60 (1986)
21. *Lechner, J.:* Dysgnathische Hypophysenstörungen, Dtsch. Zschr. f. Biologische Zahn-Medizin 4/1986
22. *Lechner, J.:* Herd, Regulation und Information, Hüthig, Heidelberg 1993
23. *Magoun, H. I.:* Osteopathy in the cranial field. Sutherland Cranial Teaching Foundation, 1966/1976
24. *Popp, F. A.:* Bericht an Bonn. Verlag für Ganzheitsmedizin, Essen 1986
25. *Rich, H.:* Evaluation and registration of the HIP plane of occlusion. Aust Dent J 27: 162–8 (1982)
26. *Rossmann, H.:* Organometrie nach Voll. Haug Verlag, Heidelberg 1988
27. *Rossmann, H., Popp, F. A.:* Ärztezeitschrift für Naturheilverf. 9, 623 (1986)
28. *Rossaint, A.:* Ganzheitliche Zahnheilkunde, 3. Aufl. Karl F. Haug Verlag, Heidelberg 1991
29. *Ruora, N.:* The effect of the occlusal bite splint therapy on temporomandibular joint dysfunction and on mandibular movements as recorded by a pantograph. Thesis, University of Michigan (1973)
30. *Schmidseder, J., Motsch, A.:* Registrierung der Unterkieferbewegung. Quintessenz, Berlin 1982
31. *Schöttl, W.:* Das TMR-System, Quintessenz-Bibliothek, Berlin 1978
32. *Schöttl, W.:* Cranio-mandibuläre Regulation. Hüthig Verlag, Heidelberg 1991
33. *Schulte, W.:* Kiefergelenkerkrankungen und Funktionsstörungen. In: Schwenzer, N., Grimm, G.: Zahn-, Mund- und Kieferheilkunde. Band 2. Spezielle Chirurgie. Kap. 7, S. 118–196, Thieme, Stuttgart 1981
34. *Slavicek, R., Lugner, P.:* Über die Möglichkeit der Bestimmung des Bennettwinkels bei sagittaler Aufzeichnung. Österr. Z. Stomatol 75, 270 (1978)
35. *Upledger, J. E., Vredevoogd, D.:* Craniosacral Therapy. Eastland Press, Chicago 1983
36. *Voll, R.:* Medikamententestung, Nosodentherapie und Mesenchymreaktivierung. 2. Aufl. Medizinisch Literarische Verlags GmbH, Uelzen 1976
37. *Walther, D. S.:* Applied kinesiology Vol. II, The Stomatognathic System. Systems Dc. Colorado, 1983

Abkürzungsverzeichnis

AORT	Automatische osteopathische Repositions-Technik
AR	Armlängenreflex
CRI	Cranialer Rhythmus-Index
CSF	Cerebrospinalflüssigkeit
CSR	Cranio-sakraler Rhythmus
CSS	Cranio-sakrales System
CST	Cranio-sakrale Therapie
CV4	Kompression des 4. Ventrikel
EAV	Elektroakupunktur nach Voll
HCN	Horizontale Kondylenbahnneigung
IKA	Interkondylarabstand
ISS	Immediate Sideshift
PE	Physioenergetik
RKP	Retrudierte Kontaktposition
SBS	Spheno-basiläre Sychondrose
TMG	Temporo-mandibuläres Gelenk
TP	Trigger-Punkt

4 Autorenverzeichnis

Alexander, G.   29, 31
Freymann, V.   42
Glaser, V.   29
Goodheart, G.   28
Jones, L. H.   45
Kendall, H. O.   28
Koppler, Bob   3
Korr, I. M.   45
Lechner, Johann   6
Lowen, A.   29
Magoun, H. J.   35
Pischinger, A.   39

Reich, W.   29
Retzlaff, E. W.   37, 41
Rossaint, Alexander   41, 43, 45, 57
Schöttl, Walter   20, 57
Selye, H.   30
Stowe, R. S.   35
Sutherland, William G.   1, 6, 35, 40 f.
Upledger, John E.   1, 9, 19, 21, 23 ff., 34, 37, 41
van Assche, Raphael   4, 20, 57
Voll, R.   27, 55

5 Sachverzeichnis

10-Stufen-Protokoll 25

Abnormität, vaskuläre 8
Acromion 46
Adaptation 31
Adhäsion 40
Akupunktur 29, 54
alae majores 9, 18 f.
Allergie 19
Alpha-Rhythmus 37
Amplitude 12, 54
Aneurysma 13
anguli mandibulae 16 f.
AORT 21
AR (Armlängenreflex) 33
AR, physioenergetische Untersuchung 43
Arachnoidea 40
Arachnoidealkörper 8
Arm, Außen-Rotation 29
Armlänge, scheinbare Veränderung 29
Armlängenreflex (AR) 20, 29, 33
arteria vertebralis 43
articulatio sphenobasilaris 35
– spheno-occipitalis 35, 42
Artikulation 34, 59
–, bicondyläre 59
Atem 32
Atemrhythmus 2
Atlanto-occipital-Gelenk 14
Atlasbogen, hinterer 14
Atmung, cranio-sakrale 44
–, primäre 34, 37
–, thorakale 44
Atrophie 14
Aufzeichnungsmethode, optoelektronische 61
Augen 20
Augenstörung, motorische 19
Auriculomedizin 20
Auriculotherapie, nach *Nogier* 27
Ausdehnung, anterio-posteriore 51
Autismus 5, 15, 19
Autoregulation, Stimme der 31
Axiographie 60

Balancierungsprozeß 20
Barriere, elastische 8

–, harte 8
Bauchlage 47
Beckenboden 42
Beckendiaphragma 7, 13
Beckenhochstand 20
Beckenmuskulatur 40
Beckenseite, niedrigere 20
– verwringung 20
Behandlungstechnik, direkte 10, 11
–, indirekte 10, 12
Belastungsfaktor, cranialer 65
*Bennett*winkel 60, 62
Beruhigung, psychologische 13
Beschwerden, myogene 59
Beweglichkeit, freie 16, 40
–, synchrone 37
Bewegung, craniale 41
Bewegungsachsen 3
Bewegungseinschränkung 57
Bewegungsmuster, craniales 57
–, immer wiederkehrendes pathologisches 42
Bewegungsrhythmik, craniale 3, 34, 51 f., 67
Bewegungstest 15
Beziehung, emotionale 29
Bicarbonat 44
Bindegewebshülle 8
Biofeedback 31, 59
Bionator 66
Blutversorgung, mangelhafte 48
Blutzirkulation, cerebrale 44
Bregma 11, 22
Brustkorbeingang 7, 13, 42

canalis hypoglossus 14
Cerebrospinalflüssigkeit (CSF) 1, 8, 52 f.
Chakren 31
clavicula 33
CO_2-Hyperventilation 44
Coccyx 17
Computer-Denkmodell 30 f.
condylus mandibularis 46
corpus callosum 31
CPU 30
cranialer Rhythmus, primäre Läsion 54
cranialer Rhythmus-Index (CRI) 1
Cranial-osteopathie 31 f., 42

cranio-sakrale Dysfunktion   5
– -sakraler Rhythmus, Frequenz   37
– -sakrales-System (CSS)   1, 47, 53
– -sakrale Therapie (CST)   8
Cranium   51 f., 66
–, manuelle Manipulation   62
crista frontalis   40
– galli   40
CSF   18
–, Fluktuation   15
– -Bewegung   13
– -Pumpe   8
CSR   8, 45
–, Amplitude   4
–, Frequenz   4
–, Palpation   4
–, Qualität   4
–, Symmetrie   4
CSS   47
CV 4   13, 44

Dan Tien   33
Dehnungsreflex, intrasuturaler   3
Depression   19
–, endogene   19
Dermatron-Gerät   55
Desintegration   31
Dilatation   35
Dimension, transversale   3
Diskopathie   60
Diskus   59
Druck, intracranieller   37
Dura im Wirbelkanal   6
Duralmembran   3, 52
–, Geometrie der   6
–, Mobilisierung   21
Duralrohr   8, 41, 43
–, Unflexibilität   40
dura mater   5, 17, 34 f., 40, 55
Durarestriktion, subcoronale   24
Dysfunktion   15
–, autonome   8
–, muskuläre   45
–, somatische   43
–, statische   42
–, viscerale   8
–, zerebrale   16
Dysfunktionssyndrom   8
Dysharmonie   29
Dyskoordination   59
Dyslexie   15, 31, 40
Dysorganisation   33, 45

ear-pull   19, 45
Eigenflexibilität   35
Eigenregulationsfähigkeit   67
Elektro-Akupunktur, nach *Voll*   55
Eliminationsproblem   14
Embryonalstadium   35
Emotionen, eingefrorene   1
Encephalitis   42

Endplatte, motorische   31
Energie   27
–, Dirigieren   23
–, Lenken   23
–, Richten   23
Energiezysten   42
Entspannungsübung   59
Equilibrationstherapie   59
Erbrechen   13, 16
Ergebnis, paradoxes   31
Erwartung   32
Ethmoid   6, 11
Eutonie, nach *Alexander*   31
Examinationsmethode, klassische   9
–, nach *Upledger*   9
Examinationstechnik   9
Exazerbation   12
Exspiration, unterstützte   44, 45
Extension   3 f., 9, 12, 36
Extensions-Läsion   44
– -Läsion, chronische   5, 21
Extensionsphase   4, 15

falx cerebelli   6, 17, 23
– cerebri   6, 11, 17 f., 24, 41, 45, 66
– –, Restriktion   24
Fascienkontinuität   8
Faser, kollagene   40
Feineinstellung   45
Fieberreduzierung   13
Filter   43
Finger-im-Ohr-Technik   15
Fingertechnik   52
Fisch, Kiemenbewegung   34
Flexion   3 f., 9, 12
Flexions-Läsion   43 f.
– –, -Läsion, chronische   5, 21
Flexionsphase   4, 15
Fluktuation   52
Flüssigkeitsaustausch, cranio-sakraler   21
Flüssigkeitsbewegung   21
Flüssigkeitsdruck, intracranialer hydraulischer   13
foramen jugulare   14, 40
– magnum   6, 11, 17, 23, 36
fossa mandibularis   14, 20, 58 f.
– temporalis   16
Frequenz   54
Frontal-Lift (Anhebung)   7, 22, 45
Frontschädel   6
Fu Hi   30
funktionelle Einheit   19
Funktions-Amplitude   55
– -Frequenz   55
– -/Kiefergelenksdiagnostik   60

Gaumen   35
Gauß-Verteilung   55
Geburtskomplikation   42
Geburtstrauma   42
Gedanken, negative   32
Gefäßsystem   1

Sachverzeichnis

Gehirn, rechtes 30
Gehörgangssymptome 14
Gelenk, sphenobasiläres 44
Gelenkbahnen 58
Gelenkdysfunktion 29
Gelenkkapsel 59
Gelenkkopf 48, 57, 59
Gelenkpfanne 57
Gelenksdysfunktion 33
Gelenksfunktion, echte 53
Gelenksspannung 43
Generelles Adaptions-Syndrom, nach *H. Selye* 30
Geopathologie 33
Gesamtorganismus, hormonelle Steuerung 54
Geschmacksabweichung 14
Gesichtsknochen 44
Gesichtsschädel 39
Gewebe, mesodermales 40
–, suboccipitales 14
Gewebestruktur, transversale 13
Gleichgewicht, endokrines 54
Gleitflächen 53
Golgi-Rezeptor 28
– -Sehnentechnik 48
Gouverneurgefäß 26, 33
granulationes arachnoideales 8, 37
Großhirn 41
Grundsystem 39
Grundtonus 31

Haltungsfehler 42
Hämorrhagie, intrakranielle 13
Handinnenfläche, Rotation 32
Hängestrumpf 8
Hemisphäre 31
–, linke 30
–, rechte 30
Herzarhythmie 14
Herzrhythmus 2
Hilferuf 30
Hinterhauptskondyle 8, 14, 19
Hirnnerven 40
Hirntumor 13
holistische Kinesiologie 20, 27
Homöopathie 54
Homöostase 37, 41, 48
Horizontale Kondylenbahnneigung (HCN) 60
Hüftgelenk 47
Hyperfunktion 1
Hyperkinetiker 19
Hypertonus, des Musculus sternocleidomastoideus 14
–, des Musculus trapezius 14
–, muskulärer 8
Hypofunktion 1
Hypoglykämie 32
Hypophyse 6, 54 f., 57, 65, 67
–, Lageänderung 52
–, rhythmische Bewegung 53
Hypothalamus 55

immediate sideshift 60

Impaktierung 20
Information 27, 30, 37
Inspiration, unterstützte 44
Integration 31
Interkondylarabstand (IKA) 60
Ionen 44
Ischialgie 40

Karies 59
kaudal 9
Kaumuskulatur, Hyperaktivität 59
–, Tonus 59
Keilbein 65
Kiefergelenk 57, 59
–, degenerative Veränderung 60
–, Dysfunktion 59 f.
–, Kompression 66
Kiefergelenkbahnneigung 62
Kiefergelenkbewegung 61
Kiefergelenkgeräusche 60
Kiefergelenkgrenzbewegung 60
Kiefergelenksachse 57
Kiefergelenkwinkel 65
kieferorthopädische Maßnahme 42
Kieferwinkel 17
Kind, hyperkinetisches 37, 42
Kinderkrankheit 42
Kinesiologie 29
Kleidungsstücke, störende 32
Kleinhirn 41
Kniegelenk 47
Knochen, Eigenflexibilität 39
Knochenpartie, flexible 35
Knochenrestriktion 18
Kohlensäure 44
Kommissur 31
Kompensation 29
Kompensations-Mechanismus 54
Komplex, sakrococcygealer 7
Kompression 14, 19
–, bilateral mediale 15
Kompressionstriade 19
Kondylenbahn, Messung 67
Kondylenbahnneigung 62
Kondylenposition 60
Kondylus 59
Kontraindikation 13
Kontraktion 35, 39
–, reflektorische 31
Kontrastmittel 41
Konzentration 31
Konzeptionsgefäß 24, 33
Koordinationsstörung 31
–, motorische 14
Kopfrotatoren 31
Kopfschmerzen 16, 19, 40
Körperfascien 8, 48
Körpergefühl, schlechtes 31
Körperhälfte 30
Korrektur, funktionell 44
–, strukturell 44

Läsion 8, 19, 45
–, craniale 65
–, osteopathische 8
–, primäre 27, 65, 67
Läsionsseite 45
lateral strain 19
Leptomeninx 40
Lesegeschicklichkeit 15
ligamentum temporo-mandibulare 59
– mandibulare-malleolare 59
– spheno-mandibulare 59
– stylo-mandibulare 59
linea nuchae superior 9
Liquor 37, 44
Liquorfluktuation 43
Lumbago 29
Lymphgefäßsystem 8
Lymphsystem 1

Magnet 33
Malokklusion 40
Mandibula 16 f., 46, 59, 65
– -TMG-Traktions-Technik 7, 16, 20
Manipulation, okklusale 67
–, sanfte 34, 52
Manipulationsrichtung 44
Maßnahme, lokale 30
mastikatorisches System 59
Mastoid 7, 45
– -Spitzen-Technik 15
Maxillarknochen 65
Medium, viskoses 16
Medizin, cranialer Aspekt 67
Membran, intracraniale 5
membranöser Zug 21
Membranrestriktion 18
Membranspannung 8
–, elastische Resistenz 22
Meningen 1, 5
–, mangelnde Akkomodation 5
Meridian-Meßpunkte 55
– -System 8
Mesenchym 54
Meßmethode, biofunktionelle 55
Migräne 21
Mikrobewegung 35, 39
Minderdurchblutung, transitorische 43
Mm. digastrici 15
– longi capit. 15
– plenii capitis 15
Mobilitätsprüfung 7
Mudras 43
Mundöffnung, reduzierte 60
Musculus masseter 20, 40, 48
– piriformis 40, 43
– psoas 28
– psoas, Hypertonus 29
– pterygoideus ext. 48
– rhomboid. 28
– serratus anterior 28
– sternocleidomastoideus 40, 115

– styloglossus 15
– stylohyoideus 15
– temporalis 15, 39, 48
– trapezius 40, 47
– trapezius medius 28
Muskel, hypertoner 29, 39
Muskelkette 29, 31
Muskelreflex 29
Muskelschwäche 28
Muskeltest 27
Muskeltonus 29 f.
Muskelverkürzung 29
Myopathie 60
–, okklusale Faktoren 59
–, psychogene Faktoren 59

Nahrungsmittelallergie 19
Narbe 40
Nausea 6, 40
Neigungswinkel 58
Neonröhrenbeleuchtung 33
Nervenplexus, intrasuturaler 37
Nervensystem 1, 30
Neuraltherapie 54
neurologische Dysorganisation 31
Neurophysiologie 31
neutrale Phase 12
– Zone 4
Nierenfunktionsstörung 28
Normalverteilung, logarithmische 55

Occiput 3, 6 ff., 11, 13 f., 19, 34, 40, 41, 52, 65
Oculomotoren, Synchronisation 31
– demreduzierung 13
Ohrenbeschwerden 15
Ohr-zieh-Technik 15, 19
Okklusion 57, 59
–, vertikale Dimension 66
Okklusionshindernis 65
Organismus, Selbstregulationsmechanismus 67
Organpräparat 55
– -Reflexpunkt 29
os frontale 22, 24, 43
– mandibulare, processus condylaris 59
– nasale 24
– occipitale 43
– parietale 7, 9, 17, 20 f., 22, 41
– maxillare 19
– sphenoidale 6
– temporale 6, 13 f., 16, 19, 21, 43, 57, 59, 63, 65
– –, Dysfunktion 19
– –, Fehlstellung 58 f., 62
– –, Immobilität 15
– –, physiologische Bewegung 19
– –, Scherbewegung 66
– –, Stellungsänderung 63
Osteopathie 9, 33, 35
–, craniale 1, 51

Sachverzeichnis

Palmarflächen 14, 17, 22
Palpation 8
Pantographie 60 f.
–, Prinzip 61
Parafunktion 59
Parietal-Anhebung 7, 17, 22
– -Lift 7, 17, 22
Parodontopathie 59
pars petrosa 7
Perinatalmedizin 42
Periost 40
Persönlichkeitsveränderung 19
Phosphatüberempfindlichkeit 19
Physioenergetik (PE) 20, 27, 43, 48
Physis 27
pia mater 40, 55
Plattfuß 20
plexus chorioidei 8, 37
Polarität 30
Position, neutrale 45
processus anteriores 7
– clinoidei 7, 18
– ethmoidalis 37
– front. maxillae 35
– mastoideus 9, 15, 45, 47
– posteriores 7
– styloideus 15
– zygomaticus 15
Profil, okklusales 59
Prophylaxe 27
Propriozeptoren 9
protuberantia occip. externa 11, 24
– – interna 18
Pseudo-Artikulation 35, 39
Psychopharmaka 59
Puls, therapeutischer 23 f.
Pumpstimulation 53
Pupillendiagnostik, nach *Bourdiol* 27

Radius 35
Reflex 27
Reflexbogen-Aktivierung 31
Reflexpunkt 29
Relaxierung 8, 13
release 8
Reposition, automatische-osteopathische 21
Resistenz, visköse (plastische) 22
Restbeweglichkeit 16
Restriktion 8 f., 16, 23 f.
–, knöcherne 16
–, membranöse 23
–, meningeale 16
–, suturale 21, 23
–, transversale 13
Restriktionsstelle 23
Rhythmus, cranialer 34, 52, 57, 65, 67
–, cranio-sakraler 1
–, kardiovaskulärer 1
–, respiratorischer 1
Rotation, externe 4 f., 12, 15, 17, 21
–, interne 4, 15

Rotationsachse 3, 5, 53
Rückenmarksfascilitation, segmentale 8

Sakrum 3, 6, 17, 34, 36, 52 f.
Scapula 28
Schädelatmung 3
Schädelbasis 7 f., 13, 16, 19, 39
–, Kompression 19
Schädelbewegung 34
Schädeldach 39
Schädeldimension, Veränderung 52
Schädelfraktur 13
Schädelknochen, Entwicklung 35
–, mazerierter 35
–, Mobilisation 40
Schädelosteopathie 34
Schädelstruktur 29
Schädelsutur 2
Scharniergelenk 53
Scheitelbein, craniale Innenrotation 66
Schläfenbein 15, 65
Schläfrigkeit 13
Schluckreflexproblem 14
Schmerz 15
–, myogener 60
Schulter-Arm-Syndrom 15
Schulterblatt 28
Schwindel 16
Schwingungsfähigkeit 66
Schwitzen 12
Seitenabweichung 32
sella turcica 6, 37, 52
Sendefinger 24
Sensibilität 35
Simultantechnik 7
sinus, venöser 11
– rectus 6, 18, 22
– transversus 11
Sinustechnik, venöse 11
somato-emotional-release 42
Spannungslösung 8, 10
Spannungsmembran, reziprok wirkende 6, 41
Spastiker 24
sphenobasiläres Gelenk, Flexion 36
Sphenoid 19, 51
– -Dekompression 7, 18
– -Kompression 7, 18
Spindelzellen 31
Spindelzelltechnik 48
Sprachprobleme 14
squamae, Lateralbewegung 20
squama occipitalis 9
– temporalis 9, 15, 17
Stauung, cerebrale 13
–, pulmonale 13
Stellungskorrektur 52
Steuerung 37
Stillpunkt 21
Stillpunktinduktion 12
–, am Occiput 13
Störfelder, elektromagnetische 33

Störfeldsuche 20
Störkontakte, okklusale 59
Strabismus 15, 19
Streß 30 f., 48, 59
Streßantwortorgan 20
String-Recorder 61, 67
Struktur, viscerale 8
Suchampulle 43
Sutur 35, 38, 53
–, Formen 3
–, Ossifikation 39
–, Restriktion 22, 41
–, spheno-basiläre 53
sutura coronalis 22, 24, 31, 45
– frontalis 11
– frontomaxillaris 45
– frontozygomatica 45
– occipito-mastoidea 9, 13, 15, 40
– petrosquamosa 45
– plana 3
– sagittalis 11
– serrata 3
– sphenofrontalis 45
– sphenosquamosa 45
– squamosa 3, 39, 45
– temporo-parietalis 9, 16 f., 20 f., 45
– temporozygomatica 45
– zygomaticomaxillaris 45
Switching 31
Symmetrie 12
Symphatikus, hypertonischer 13
Synchondrose, spheno-basiläre 3 f., 6, 52
synchondrosis spheno-occipitalis 3 f., 6, 52
Synchronizität 16
Syndesmose 2
Synthese 27
System, endokrines 1
–, hydraulisches 37
–, muskuloskelettales 1
–, respiratorisches 1
–, venöses 8

Technik, holistische 21
Temperamentsausbruch 19
tentorium 7, 45
– cerebelli 6, 17 f., 21 f., 41
Testverlauf, optimaler 31
Therapie, craniale 57 f., 62
–, cranio-sakrale 34
Therapiebremse 54
thoracic inlet 43
Thoraxapertur 43
Tinnitus 15
TMG 19
– -Problem 20

Tomographie 60
Tonus 43
–, abnormer 15
Traktion 17, 22
Trauma 19, 42
Triade 19
Triggerpunkt 45 f.
trochanter major 47
tuberculum articulare 59

Überfunktion 55
Ulna 35
Ungeschicktheit 32
Unterfunktion 55
Urprinzip 30

Vagotonie 15
Valgusstellung 20
Varusstellung 20
Vasodilatation 44
vena jugularis 40
Ventrikel 52
–, dritter 53
Ventrikelrhythmus 53
Ventrikelsystem 3
Verdauungsproblem 14
Verschiebung, laterale 19
–, vertikale 19
vertical strain 19
Verwachsung 40
Vitalitätspegel 5
Vomer 19
Vorstellungskraft 23
V-Spreiztechnik 21, 23

Wassermangel 33
Weichgewebe, interkondyläres 59
Widerstand, elastischer 22
Widerstandsbarriere 8, 11
Widerstandswerte 55
Wirbelkanal, Querrestriktion 7
wobbely wheel 15, 57

Yang 30
Yin 30
– -Prinzip 31

Zahnstellungsanomalie 42
Zeigefinger 35
Zentralnervensystem 52, 57
Zirkulation, intracranielle 43
Zunge 35
–, Fehlentwicklung 14
–, Verkrampfung 15
Zusammenspiel 30
Zwerchfell 13, 43